CONFÉRENCES DE THÉRAPEUTIQUE DE L'HOPITAL COCHIN

CONSIDÉRATIONS GÉNÉRALES

SUR LE

TRAITEMENT DES MALADIES DU FOIE

PAR

LE DOCTEUR DUJARDIN-BEAUMETZ

Membre de l'Académie de médecine

Médecin de l'hôpital Cochin ;

Membre du Conseil d'hygiène et de salubrité du département de la Seine.

AVEC FIGURES DANS LE TEXTE

PARIS

OCTAVE DOIN, ÉDITEUR

8, PLACE DE L'ODÉON, 8

1893

CONSIDÉRATIONS GÉNÉRALES

SUR LE

TRAITEMENT DES MALADIES DU FOIE

PARIS. — TYPOGRAPHIE A. HENNUYER, RUE DARCET, 7.

CONFÉRENCES DE THÉRAPEUTIQUE DE L'HOPITAL COCHIN

CONSIDÉRATIONS GÉNÉRALES

SUR LE

TRAITEMENT DES MALADIES DU FOIE

PAR

LE DOCTEUR DUJARDIN-BEAUMETZ

Membre de l'Académie de médecine
Médecin de l'hôpital Cochin
Membre du Conseil d'hygiène et de salubrité du département de la Seine.

AVEC FIGURES DANS LE TEXTE

PARIS
OCTAVE DOIN, ÉDITEUR
8, PLACE DE L'ODÉON, 8

1893

PRÉFACE

Le lecteur qui penserait trouver dans ce volume un traité didactique et complet sur la thérapeutique des affections hépatiques se tromperait étrangement.

Dans ces leçons, j'ai appliqué les principes de la clinique thérapeutique, principes que je défends depuis bien des années et que j'ai suivis depuis que je fais l'enseignement libre dans les hôpitaux. J'expose d'abord, dans une première leçon, l'étude de la physiologie de l'organe que nous avons à traiter, et sur cette base, que je m'efforce de faire aussi solide que possible, j'établis mes indications thérapeutiques.

Le foie, par la multiplicité de ses fonctions, m'a permis de l'étudier successivement comme organe destructeur des poisons, puis comme organe biliaire, ensuite comme producteur du sucre et enfin comme glande sanguine. J'appelle surtout l'attention sur le foie antiseptique, c'est-à-dire destructeur non seulement des poisons minéraux, mais encore des alcaloïdes végétaux et organiques. C'est là un point qui intéresse à un haut degré la thérapeutique proprement dite, surtout pour tout ce qui a trait à l'administration des médicaments.

J'ai placé, à propos du foie sanguin, une étude sur les cirrhoses, et j'ai été guidé à agir ainsi à cause de la fréquence de cette affection et des discussions qui se sont élevées sur la curabilité possible de la cirrhose alcoolique.

Je termine par une leçon qui est un peu en dehors du sujet que je m'étais imposé, par une conférence sur le traitement des kystes hydatiques. J'ai cru devoir le faire, parce que ce traitement s'est grandement perfectionné dans ces dernières années par les lavages à l'aide de solutions antiseptiques.

Comme on le voit, ces leçons constituent un ensemble qui manque de cohésion ; j'espère qu'il ne manquera cependant pas d'utilité. Les affections du foie sont très fréquentes dans la pratique journalière et je me suis efforcé de donner aux considérations qui découlent des développements dans lesquels je suis entré, des conclusions aussi utiles que possible et dont le praticien saura tirer, je l'espère, quelque profit.

DUJARDIN-BEAUMETZ.

Janvier 1893.

SOMMAIRE DES LEÇONS

CONSIDÉRATIONS GÉNÉRALES

SUR LE

TRAITEMENT DES MALADIES DU FOIE

PREMIÈRE LEÇON

DU FOIE ANTISEPTIQUE (CONSIDÉRATIONS PHYSIOLOGIQUES).

Messieurs,

Considérations générales. — Je désire consacrer, cette année, mes leçons de clinique thérapeutique à des considérations générales sur les maladies du foie. C'est là un sujet d'étude qui offrira, je le crois, quelque intérêt pour vous, et dont vous tirerez des résultats utiles à votre pratique; il a été bien souvent traité, cependant j'espère y introduire quelques données nouvelles.

Aperçu historique.

Le volume de la glande hépatique a, en effet, attiré depuis bien longtemps l'attention des observateurs; les Chinois, frappés de l'aspect de cette glande, attribuaient toutes les modifications de coloration de la peau à des troubles ayant leur origine dans le foie. Dans l'antiquité grecque, c'était d'après l'examen du foie des animaux immolés que les aruspices basaient leurs prédictions. Platon en avait fait le siège des désirs et Hippocrate l'origine des veines. C'est Galien qui attribua au foie le rôle le plus important; d'après lui, cet organe fournissait au sang les sucs nutritifs nécessaires à sa formation; de plus, il sécrétait non seulement la bile, mais l'atrabile. Aussi toutes les maladies dyscrasiques étaient-elles, pour le médecin de Pergame, sous la dépendance d'une altération hépatique.

Galien.

N'oubliez pas, en effet, que les médecins de l'antiquité grecque observaient très fréquemment ces troubles du côté du foie. Les congestions hépatiques sont habituelles à la constitution médicale de cette partie de notre continent, et, encore aujourd'hui, les médecins grecs signalent la fréquence des états bilieux comme compliquant les maladies phlegmasiques.

Jusqu'au dix-septième siècle, on vécut sur les idées du médecin de Pergame et l'on fit jouer à la bile, et à l'atrabile surtout, un rôle prépondérant dans la pathogénie des affections humorales. Mais la découverte que fit, le 23 juin 1622, dans l'amphithéâtre d'anatomie de Pavie, le professeur Gaspard Aselli, de Crémone, vint reléguer les fonctions du foie à un rang absolument inférieur.

Aselli venait de découvrir, en ouvrant un chien vivant, les vaisseaux chylifères, et, persuadé de l'importance de cette découverte, il s'était écrié, à l'exemple d'Archimède : « Eurêka ! » Et, désormais, on attribua à ces vaisseaux chylifères le rôle si important qui, jusque-là, avait été attribué au foie.

Malgré Paracelse et Boerhaave, qui reprennent les idées de Galien et veulent faire du foie un cœur abdominal, ces idées ne trouvent pas d'écho, et le foie, considéré comme un simple organe excréteur de la bile, n'occupe plus qu'un rang absolument inférieur dans le système glandulaire de l'économie.

Dix-huitième siècle.

Cependant, l'anatomie pathologique avait signalé, à titre de curiosité, quelques faits intéressants. Mais c'étaient des cas isolés, et il faut arriver jusqu'au milieu du dix-huitième siècle pour avoir le premier traité s'appliquant particulièrement à l'étude des maladies hépatiques. Ce traité est dû à Bianchi et date de 1725; il était intitulé : *Historica hepatica*. A partir de ce moment, nous voyons, en Angleterre, paraître successivement les traités de Saunders en 1768, de Bath en 1777, et, enfin, le premier traité français paraît en 1812, et il est dû à Portal. Ce traité est des plus médiocres; c'est plutôt une reproduction des travaux anglais qu'un travail original de l'auteur.

Epoque actuelle.

Depuis, des travaux très importants ont été faits sur la pathologie du foie. Frerichs, en Allemagne; Murchinson, Harley, Robert Saumby, en Angleterre; Charcot, Lancereaux, Hanot, Gilbert, Chauffard, et bien d'autres en France, nous ont fourni des données précises sur la pathologie hépatique, qui seront utilisées dans le cours de ces leçons.

Mais n'attendez pas de moi des leçons de thérapeutique sur toutes les affections hépatiques; je renvoie à cet égard à ce que j'en ai déjà dit dans ma *Clinique thérapeutique*. Dans ce cours, je me propose tout autre chose; me basant sur les récentes découvertes que la physiologie a faites sur les fonctions hépatiques, je vous donnerai, dans des considérations générales, les conclusions cliniques et thérapeutiques qui s'imposent après de pareilles recherches.

Divisions.

Ces travaux physiologiques ont rétabli le foie au rang qu'il doit occuper, et si l'on peut dire que si, par son volume et son poids, il occupe la première place parmi les glandes, il faut reconnaître que cette première place ne peut lui être disputé par aucun autre système glandulaire. Le foie a donc repris aujourd'hui la haute importance que Galien lui avait attribuée.

Considéré dans son ensemble, le foie accomplit deux grandes fonctions : c'est une glande digestive; c'est une glande sanguine. Comme organe digestif, le foie est le siège des importantes fonctions que voici : c'est une barrière interposée entre le tube digestif et le reste de l'économie pour arrêter et détruire les alcaloïdes et les toxines que la thérapeutique ou l'alimentation introduisent dans le tube digestif. C'est donc un organe antiseptique.

C'est, de plus, un organe chargé de la sécrétion de la bile, qui, comme vous le verrez, joue un rôle si considérable dans le fonctionnement régulier du tube digestif. Enfin, c'est l'organe d'une fonction qui lui est propre, à savoir de régler la glycémie physiologique, c'est-à-dire de fournir au sang le chiffre nécessaire de glycose pour le fonctionnement de la vie.

On pourrait encore, à toutes ces grandes fonctions, en ajouter une autre, celle qui régit l'absorption et la production de la graisse.

Comme organe sanguin, non seulement le foie peut être considéré comme un cœur abdominal; mais encore, il joue un rôle important dans la création des globules et dans la production des combustions et de la chaleur animale.

Ainsi donc, en résumé, pris au point de vue de ses fonctions digestives, nous aurions à étudier un foie antiseptique, un foie biliaire, un foie glycogène et un foie adipogène.

Au point de vue de ses fonctions sanguines, nous aurions à examiner un foie hématopoiétique et un foie calorigène.

Je me propose d'étudier chacune de ces fonctions du foie pris à part, et je commencerai par le foie antiseptique. Je laisserai dans l'ombre le foie adipogène; mais j'insisterai très longuement sur le foie antiseptique, le foie biliaire, le foie glycogène et le foie sanguin.

Chacune de mes leçons sera divisée en deux parties. Dans l'une, j'étudierai sur quelles bases physiologique et anatomique peut être édifiée la fonction que j'attribue au foie; puis, dans une seconde partie, nous en tirerons des conclusions cliniques et thérapeutiques.

Comme vous le voyez, c'est la marche que j'ai adoptée dans ma *Clinique thérapeutique* que je continue à suivre. Le succès de ces leçons, qui atteignent, au moment où je fais ces conférences, leur sixième édition, montre que c'est là une voie scientifique, qui permet d'étudier et d'établir sur des bases sérieuses cette partie de la thérapeutique à laquelle j'ai consacré une partie de ma vie, la clinique thérapeutique.

DU FOIE ANTISEPTIQUE.

Historique.

Lorsqu'on embrasse d'un coup d'œil général les diverses phases par lesquelles est passée cette question du foie destructeur des poisons, on voit que nous pouvons distinguer trois périodes.

Première période.

Dans la première, ce sont les poisons minéraux qu'on étudie plus particulièrement. Orfila, puis Paganuzzi et Lussana, montrent que les poisons minéraux s'accumulent dans le foie : arsenic, plomb, mercure, fer, sont retrouvés dans la glande hépatique, et, à partir de cette époque, la médecine légale s'empresse de recueillir le foie dans les autopsies judiciaires pour y retrouver le poison que l'on suppose avoir été administré.

Deuxième période.

Dans une deuxième période, qui commence en 1877, par les travaux de Schiff, d'Hegger, puis de Jacques, on constate l'action destructive du foie sur certains alcaloïdes végétaux, tels que la curarine, la daturine, la morphine, la strychnine, etc.

Troisième période.

Enfin, dans une dernière période, ce ne sont plus simplement les alcaloïdes végétaux qui sont anéantis, mais ce sont les toxines et les toxalbumines que le foie détruit avec une extrême rapidité, et c'est ici que se placent les importants travaux de Bouchard et la remarquable thèse de son élève Roger (1), qui date de 1886 et à laquelle j'emprunte la plupart des faits qui servent de base à cette leçon.

(1) Roger, *Action du foie sur les poisons* (Thèse de Paris, 1886).

Procédés d'expérimentation.

Quels sont les modes opératoires que les physiologistes ont mis en œuvre pour étudier cette action spéciale du foie sur les poisons ? Ces procédés sont nombreux et peuvent être classés en trois groupes.

Le plus primitif de ces procédés, celui qui fut mis en œuvre par Orfila, consistait à analyser le parenchyme hépatique et à y rechercher le métal cause de l'intoxication.

Schiff a employé un procédé beaucoup plus physiologique : il injectait comparativement les substances alcaloïdiques médicamenteuses par les veines de la circulation générale et par les veines de la circulation porte; il montrait alors la différence qui existait au point de vue toxique dans les doses administrées par ces deux voies. Il employait surtout ce procédé chez le lapin et chez le chien.

Pour les animaux inférieurs, la grenouille, par exemple, Schiff usait d'un autre procédé tout aussi ingénieux : c'était de priver la grenouille de son foie, opération relativement facile et qui permet la survie de l'animal pendant trois ou quatre jours. Il comparait alors l'action toxique des alcaloïdes végétaux chez les grenouilles saines et chez celles privées de leur foie.

Les expérimentateurs belges Hegger et Jacques ont mis en œuvre un tout autre procédé, celui des circulations artificielles de Ludwig. Voici comment ils procédaient :

Immédiatement après avoir sacrifié un chien et lié la veine porte, ainsi que la veine cave inférieure, on pratique l'ablation du foie, en conservant la portion de côte et de rachis qui lui est adhérente, de même que le diaphragme, et c'est cet organe ainsi détaché que l'on place sur un support au travers duquel on fait passer un courant d'eau ou de sang, et l'on examine alors ce que sont devenus les agents toxiques que l'on a introduits ainsi par la veine porte.

Ajoutons, enfin, que Bouchard et Roger ont aussi étudié au point de vue toxique le sang de la circulation générale, puis celui de la veine porte et, enfin, celui de la veine cave inférieure. Examinons, maintenant, aussi brièvement que possible, les résultats fournis par ces différentes recherches.

Action du foie sur les poisons minéraux.

Je serai très bref sur l'action du foie sur les substances minérales; l'arsenic, le cuivre, l'antimoine, le mercure, s'accumulent dans le foie. Roger, qui a repris ces expériences, a montré que le foie n'a aucune action sur les sels de potasse ou de soude; qu'en revanche cette action est très marquée sur les sels de fer, lactate de protoxyde de fer. Quand on injecte, par une veine mésaraïque, une solution de ce lactate, la toxicité est trois fois moindre que quand on pratique l'injection par les veines de la circulation générale.

Je rappellerai, à propos de ce fait, que Paganuzzi (de Padoue) avait déjà insisté sur ce point, et que Lussana a soutenu que les effets reconstituants et surtout hématopoiétiques des préparations ferrugineuses étaient dus à l'action intime des sels de fer sur les cellules hépatiques ; les préparations ferrugineuses, introduites par la digestion dans le foie, seraient éliminées par la bile et reprises à nouveau, à la surface de l'intestin, par les vaisseaux portes.

Action du foie sur les alcaloïdes végétaux.

L'action du foie sur les alcaloïdes végétaux est très importante. C'est Hegger (1) qui, le premier, en 1873, signale cette action destructive ; mais c'est à Schiff (2) que l'on doit le travail le plus intéressant sur ce sujet; ce travail date de 1877. Trois ans plus tard parut le mémoire de Jacques, mémoire des plus complets et des plus intéressants (3). Enfin, Roger a repris toute ces expériences et les a complétées (4).

Le tableau suivant, que j'emprunte à ce dernier travail, vous montrera l'action évidente du foie sur les alcaloïdes et combien est grande cette action destructive pour certains d'entre eux.

TABLEAU RÉSUMANT L'ACTION DU FOIE SUR LES ALCALOÏDES AUTRES QUE LA NICOTINE.

Substance injectée.	Espèce en expérience.	Etat de l'animal.	Voie d'injection.	Moyenne par kilogramme des doses mortelles.
Sulfovinate de quinine......	Lapin.	Sain.	V. de l'oreille.	0g,06
			V. intestinale.	0 ,16
Chlorhydrate de morphine....	Lapin.	Sain.	V. de l'oreille.	0 ,35
			V. intestinale.	0 ,68
Sulfate neutre d'atropine....	Lapin.	Sain.	V. de l'oreille.	0 ,41
			V. intestinale.	0 ,192

(1) Hegger, *Expériences sur la circulation du foie dans les organes isolés* (Thèse d'agrégation. Bruxelles, 1873).

(2) Schiff, *Archives des sciences physiologiques et naturelles*. Genève, 1877.

(3) Jacques, *Essai sur la localisation des alcaloïdes dans le foie* (Thèse d'agrégation. Bruxelles, 1880).

(4) Roger, *Action du foie sur les poisons* (Thèse de Paris, 1886, p. 33).

Substance injectée.	Espèce en expérience.	Etat de l'animal.	Voie d'injection.	Moyenne par kilogramme des doses mortelles.
Hyoscyamine...	Grenouille.	Saine.	Sac lymphatique.	0g,2
		Sans foie.		0 ,1
Sulf. de strychnine.........	Chien.	Sain.	V. jugulaire.	0mg,285
			V. mésaraïq.	0 ,741
Sulfate de vératrine.........	Grenouille.	Saine.	Sac lymphatique.	0g,016
		Sans foie.		0 ,0119
Curare.........	Lapin.	Sain.	V. de l'oreille.	0 ,0024
			V. intestinale.	0 ,0066

Les chiffres inscrits dans ce tableau parlent assez d'eux-mêmes: ainsi, pour la quinine chez un lapin, la dose mortelle, par kilogramme du poids du corps, est de 6 centigrammes, quand on injecte le poison par la veine de l'oreille, et il faut atteindre 16 centigrammes quand on se sert des veines intestinales ; c'est plus du triple.

Le chiffre est encore plus élevé pour l'atropine, toujours chez le lapin : 41 milligrammes par les veines de l'oreille, et 192 milligrammes par la voie intestinale. Le foie détruit, ici, plus des trois quarts du poison.

Pour l'hyoscyamine, chez la grenouille avec ou sans foie, la différence est près du double : il faut 2 décigrammes pour tuer une grenouille intacte; si l'on enlève le foie, il suffit de 1 décigramme.

Mais c'est avec la nicotine que l'action destructive atteint son maximum, du moins pour la grenouille. Chez une grenouille saine, il faut 34 milligrammes pour produire la mort ; enlevez-lui le foie, et il suffira de 8 milligrammes. Et, à propos de la nicotine, il est un procédé opératoire dont je ne vous ai pas parlé et qui montre bien que c'est le tissu hépatique qui agit dans ce cas.

Le procédé consiste à triturer l'alcaloïde avec la substance hépatique, puis à pratiquer l'injection dans les veines de l'oreille, et alors voici ce qu'on observe : tandis que, sans trituration, il faut 7 milligrammes, par kilogramme du poids du corps, pour tuer le lapin, après trituration avec le foie, il en faut 15,34 pour produire des effets mortels.

Quelles conséquences la thérapeutique peut-elle tirer de ces résultats ? Des conséquences du plus haut intérêt. Cette destruction des alcaloïdes végétaux par le foie nous explique la grande différence qui existe entre l'administration des médicaments par la bouche et par la voie hypodermique.

Par la bouche, les médicaments peuvent être modifiés par l'action du suc gastrique et des sucs digestifs, mais surtout ils rencontrent cette barrière vivante, le foie, qui les détruit en partie. Plus rien de semblable par la méthode hypodermique, et l'on comprend facilement quel intérêt nous avons à propager cette méthode hypodermique, quand il s'agit d'alcaloïdes actifs.

D'ailleurs, ce fait était connu depuis longtemps à propos du curare et de certains venins de serpents. On sait, en effet, que l'on peut pratiquer la succion des plaies faites avec des flèches empoisonnées, ou bien par des animaux venimeux, sans ressentir le moindre effet toxique, et Claude Bernard avait même poussé l'analyse de ce problème plus loin avec le curare, en montrant que ce n'était pas au suc gastrique que l'on devait cette diminution de toxicité, puisqu'en injectant un mélange de curare et de suc gastrique sous la peau, il déterminait la mort des animaux comme auparavant. Aujourd'hui, nous avons l'explication de ce fait par l'action destructive du foie.

Plus récemment, Gley (1) a montré qu'il en était de même pour la cocaïne. Le chlorhydrate de cocaïne pour le chien en injections intra-veineuses est toxique à la dose de 2 centigrammes par kilogramme d'animal, lorsqu'on pratique cette injection dans une des veines de la circulation générale. Lorsque, au contraire, on fait l'injection par la veine porte, il faut élever la dose à plus du double, c'est-à-dire à $4^{cg},23$.

Ce fait montre bien l'action destructive du foie sur l'alcaloïde de la coca. Dans des expériences que j'avais faites antérieurement, j'avais montré qu'on peut donner en vingt-quatre heures jusqu'à 50 centigrammes de chlorhydrate de cocaïne par l'estomac sans accident, à condition, bien entendu, de fractionner les doses, ce chiffre de 50 centigrammes représentant la quantité de cocaïne renfermée dans la masse de coca que prend un Péruvien en vingt-quatre heures; tandis qu'introduite par la peau, cette même quantité peut produire des accidents mortels. Les expériences de Gley nous montrent aujourd'hui le pourquoi de cette différence.

(1) Gley, *Action destructive du foie sur le chlorhydrate de cocaïne*. Société de biologie, séance du 4 juillet 1891.

Il est probable que le foie ne détruit pas complètement les alcaloïdes ; il doit en emmagasiner une certaine portion qui, plus tard, éliminée par la bile, est versée dans l'intestin. C'est ce fait qui explique l'accumulation des doses pour certains alcaloïdes ou glucosides. On voit, en effet, une dose thérapeutique longtemps prolongée déterminer des effets toxiques. Il est probable qu'on peut expliquer ce fait, ou par une diminution dans l'action destructive du foie, ou bien parce que la bile, versant dans l'intestin une certaine quantité du produit toxique, celle-ci vient s'ajouter à celle introduite par la bouche et transforme ainsi la dose thérapeutique en dose toxique.

Elimination des alcaloïdes par le foie.

Cette élimination des substances médicamenteuses par la bile n'est pas un simple jeu de l'esprit, et dans une récente expérience de la sécrétion biliaire, Prevot et Paul Binet (1) ont retrouvé dans la bile un certain nombre de médicaments, en particulier l'acide salicylique, le bromure et l'iodure de potassium, le chlorate de potasse, ainsi que l'arsenic, le fer, le plomb et le mercure; mais en somme, cette élimination est cependant très peu active. C'est plutôt parce que le foie voit ses fonctions antiseptiques diminuer qu'on peut expliquer l'accumulation des doses à la suite de l'administration de certains médicaments.

Action du foie sur les alcaloïdes organiques.

Mais le point le plus intéressant de cette question du foie antiseptique est celle qui concerne les alcaloïdes organiques. Quelques physiologistes avaient été depuis longtemps frappés de ce fait, que malgré l'introduction par le tube digestif de nombreuses substances toxiques, l'homme n'éprouvait pas des phénomènes d'intoxication, et Stich a, le premier, bien formulé cette pensée, qu'il devait y avoir un point de l'économie où ces poisons étaient neutralisés. Ce point était pour lui la muqueuse intestinale, qui constituait une véritable membrane dialysatrice, s'opposant à la pénétration des poisons contenus dans l'intestin. Hofmeister attribuait cette même propriété aux globules blancs.

Puis, après qu'on eut connaissance des travaux de Schiff, on attribua au foie ce rôle destructeur, et ce fut Lautenbach qui, le premier, exprima ce fait de la façon la plus précise ; il a soutenu que non seulement le foie détruisait les poisons introduits dans l'économie, mais encore qu'à l'état physiologique, l'orga-

(1) Prevot et Paul Binet, *Recherches expérimentales relatives à l'action des médicaments sur la sécrétion biliaire, et à leur élimination par cette sécrétion.*

nisme produisait un poison qui était détruit par la glande hépatique à mesure de sa production. Le travail de Lautenbach parut en 1877, et on ne connaissait pas encore les travaux de A. Gautier et la généralisation qu'il leur avait donnée.

Depuis lors, les travaux de Bouchard et les belles expériences de son élève Roger ont permis d'affirmer qu'un des rôles les plus importants du foie est de détruire non seulement les toxines introduites par l'alimentation, mais encore celles qui sont fabriquées par notre organisme vivant, et c'est ce dernier point de la question qu'il me reste à vous exposer.

Origine des toxines.

D'où proviennent ces toxines? Elles ont quatre origines. Elles proviennent d'abord des aliments qui sont introduits dans le tube digestif. Comme nous faisons entrer dans l'alimentation des substances animales dont la mort remonte souvent au delà de trois jours, nous introduisons par cela même un certain nombre de ptomaïnes toxiques. Je ne veux pas revenir sur cette question de ptomaïnes alimentaires; j'ai déjà maintes fois abordé ce sujet dans mes leçons, et je vous renvoie, à cet égard, particulièrement à celles que j'ai faites sur la prophylaxie par l'alimentation et sur le régime végétarien (1).

La seconde origine, toujours en ce qui concerne le tube digestif, résulte des fermentations qui se passent dans l'intérieur de ce tube digestif. Déjà Tanret avait signalé, le premier, que le suc gastrique, en agissant sur les matières albuminoïdes, fournissait des corps à réactions alcaloïdiques. Depuis, on a montré que, surtout dans les altérations de la muqueuse de l'estomac et de l'intestin, il se produisait un grand nombre de substances toxiques, dont l'ensemble constitue ce qu'on appelle la *putridité intestinale*.

La troisième origine résulte des nombreux microbes qui se trouvent à l'état normal ou anormal dans le tube digestif, depuis la bouche jusqu'à l'anus, microbes qui sécrètent et des diastases et des toxines.

Enfin, la dernière origine résulte de la vie cellulaire. Gautier nous a montré, en effet, que la cellule organique fabriquait des toxines au même titre que la cellule végétale, et ces toxines trouvent dans l'intestin une voie d'élimination. Nous verrons même,

(1) Dujardin-Beaumetz, *Hygiène prophylactique*, 2e édition, 1890, p. 193; *Nouvelles Médications* (2e série), 1891, p. 57.

quand je vous parlerai du foie biliaire, que la bile est une voie d'élimination de ces toxines plus active peut-être que la voie rénale.

En résumé donc, de ces multiples origines, il résulte le fait indéniable que le contenu intestinal renferme un grand nombre de substances alcaloïdiques toxiques, qui pourraient pénétrer facilement dans l'économie, si, grâce à la circulation porte et à la fonction antiseptique des cellules hépatiques, elles n'étaient pas à chaque instant détruites et neutralisées.

Comment peut-on démontrer expérimentalement le rôle préservateur du foie? Par deux procédés expérimentaux qui nous fournissent à cet égard des données absolument positives.

Le premier consiste à prendre un certain nombre de produits toxiques qu'on trouve dans l'intestin et à les inoculer aux animaux, le lapin par exemple, comparativement par une veine de la circulation générale, la veine de l'oreille, et par une branche d'origine de la veine porte, ou bien encore d'opérer avec les mêmes produits sur des grenouilles saines et sur des grenouilles privées de leur foie. C'est ce qu'a fait Roger, et le tableau suivant montre à quels résultats il est arrivé :

Substance injectée.	Lapins. Injection par une veine périphérique.	Lapins. Injection par la veine porte.	Rapport entre les toxicités suivant la voie d'injection.
Matières pourries (ext. alcoolique).	22cc,2	54cc,2	2,26
Peptones	1g,69	4g,07	2,4
Chlorhydrate d'ammoniaque	0 ,39	0 ,34	»
Carbonate d'ammoniaque	0 ,248	0 ,401	1,617
Lactate d'ammoniaque	0 ,634	1 ,13	1,79
Alcool	7 ,77	9 ,44	1,21
Acétone	6 ,94	6 ,96	1,00
Glycérine	10 ,7	8 ,07	»
Bile de bœuf	4 ,0	6 ,00	1,5
Urine humaine	34 ,28	67 ,42	1,96
	Grenouilles sans foie.	**Grenouilles** saines.	
Extrait alcoolique des matières intestinales du lapin	7cc,7	27cc,7	3,59
Extrait alcoolique des matières intestinales du chien	9 ,37	19 ,23	2,06

Ce tableau met bien en lumière le rôle préservateur du foie. Mais le second mode de procéder donne encore des résultats plus frappants; il consiste à étudier la toxicité différente du sang dans les veines sus-hépatiques et dans la veine porte.

Si ce que je vous dis est vrai, le sang de la veine porte doit être beaucoup plus toxique que celui des veines sus-hépatiques. Or, le tableau que voici, qui résume les expériences de Roger, confirme d'une façon absolue mon assertion.

TOXICITÉ DU SANG DÉFIBRINÉ DE CHIEN INJECTÉ AUX LAPINS.

	Toxicité moyenne par kilogramme de lapin.
Sang en général	24cc,4
Sang des veines sus-hépatiques	23 ,3
Sang de la veine porte	9 ,0

Nous voyons que, tandis que le sang des veines sus-hépatiques est d'une toxicité légèrement inférieure à la toxicité du sang en général, et représentée par 23cc,3 par kilogramme de lapin, celle de la veine porte est représentée par 9 centimètres cubes, c'est-à-dire par un chiffre près de trois fois plus fort.

Ainsi donc, je vous ai montré, et cela d'une façon irréfutable, que le foie arrête non seulement les poisons minéraux, mais encore les alcaloïdes végétaux, et enfin les toxines animales.

Dans quel point du foie siège cette propriété spéciale antiseptique? Ici encore, Roger a tâché de pousser le problème aussi loin qu'il était possible. Il nous a montré, comme je vous l'ai déjà dit, que c'était bien le parenchyme hépatique qui avait cette propriété spéciale, puisqu'il suffit de mélanger avec des substances toxiques des particules de foie, pour diminuer la toxicité de ces produits.

Il est probable que c'est dans la cellule hépatique elle-même que se produit la destruction des poisons; car, pour Roger, il y a toujours rapport direct entre les fonctions glycogéniques du foie et ses fonctions antiseptiques. Roger pense même que peut-être le sucre ou des modifications des glycoses peuvent, en agissant sur les alcaloïdes végétaux ou organiques, diminuer leurs propriétés toxiques. Il a fait une série d'expériences fort intéressantes avec les alcaloïdes végétaux et les sels ammoniacaux. Ces dernières ont montré que lorsqu'on mélange les sels d'ammoniaque avec du glycose, on diminue non seulement leur toxicité, mais encore les symptômes de l'empoisonnement; les sels ammoniacaux sont tous convulsivants; lorsqu'ils sont mélangés avec du glycose, ils produisent au contraire de la prostration. Le chlorhydrate d'ammoniaque ferait seul exception et il serait toujours convulsivant.

Une fois tous ces points établis, nous allons maintenant examiner quelles conclusions la clinique thérapeutique peut en tirer pour la cure des maladies; c'est ce que je ferai dans la prochaine leçon.

DEUXIÈME LEÇON

DU FOIE ANTISEPTIQUE
(CONSIDÉRATIONS CLINIQUES ET THÉRAPEUTIQUES).

MESSIEURS,

Dans la précédente leçon, je vous ai montré sur quelles preuves expérimentales nous pouvions appuyer d'une façon indiscutable les fonctions antiseptiques du foie et le rôle considérable qu'il joue comme destructeur des poisons. Je veux cette fois, suivant l'ordre que je me suis imposé, étudier les conséquences cliniques et thérapeutiques qui découlent de ces propriétés physiologiques ; et tout d'abord avons-nous un signe clinique qui nous permette de reconnaître que ces fonctions antiseptiques du foie sont troublées ?

Des signes cliniques de l'antisepsie du foie.

Tandis que, lorsque l'ictère apparaît, nous pouvons affirmer que les fonctions du foie biliaire sont modifiées, tandis que la présence du sucre dans les urines nous montre les perturbations apportées à la fonction glycosurique, tandis qu'enfin des signes généraux et des signes locaux physiques nous permettent de reconnaître les modifications apportées à la circulation hépatique, nous ne possédons pas de signes précis sur lesquels on puisse baser la connaissance de l'état normal ou anormal des fonctions antiseptiques du foie.

Les uns ont abordé le problème directement et ont examiné par quelles recherches chimiques on pouvait reconnaître l'intégrité du fonctionnement de la cellule hépatique, et ils ont cru le résoudre par la présence de l'urobiline dans les urines. Les autres ont pris un chemin détourné, et se basant sur ce fait qu'il y a corrélation entre les fonctions de la cellule hépatique et la fonction glycogénique, ils ont fait entrer comme moyen de diagnose la glycosurie expérimentale. D'autres enfin ont abordé ce problème de l'antisepsie du foie par les voies nouvelles tracées par Bouchard et son école, et ils se sont dit que pour juger l'activité des fonctions antiseptiques, il suffisait d'examiner la toxicité des urines. Nous allons successivement passer en revue chacune de ces méthodes.

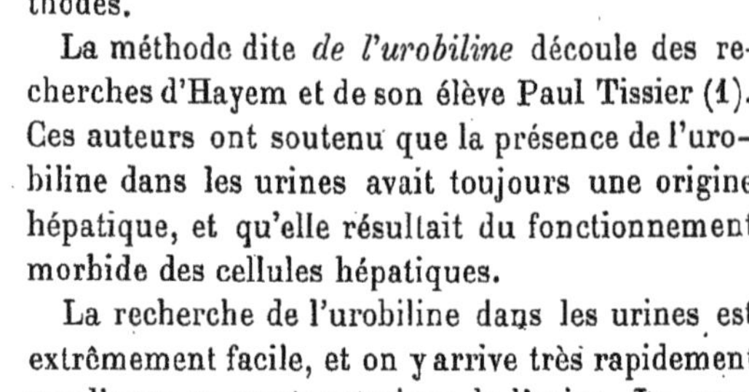

De l'urobiline

La méthode dite *de l'urobiline* découle des recherches d'Hayem et de son élève Paul Tissier (1). Ces auteurs ont soutenu que la présence de l'urobiline dans les urines avait toujours une origine hépatique, et qu'elle résultait du fonctionnement morbide des cellules hépatiques.

La recherche de l'urobiline dans les urines est extrêmement facile, et on y arrive très rapidement par l'examen spectroscopique de l'urine. Le spectroscope dont on se sert, et que je mets sous vos yeux (voir fig. 1), est à vue directe, et d'un prix modique (il coûte 25 francs), et il suffit d'examiner les urines avec ce spectroscope, pour voir apparaître dans le spectre la raie caractéristique de l'urobiline ; c'est une bande qui apparaît entre les raies *b* et *f* de Frauenhofer. Pour bien observer cette bande, l'urine doit remplir les conditions suivantes : il faut qu'elle soit fraîchement émise, l'urobiline subissant des modifications sous l'influence de l'oxygène ; il faut aussi qu'elle soit limpide, et vous y arrivez en la filtrant ; enfin, il faut qu'elle soit acide, et pour cela, il suffit d'ajouter quelques gouttes d'acide acétique dans l'urine à examiner. Vous appliquez simplement le spectroscope contre le tube à expérience contenant l'urine, et vous dirigez l'appareil du côté de la lumière solaire en fixant particulièrement des nuages blancs.

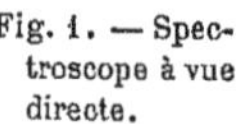

Fig. 1. — Spectroscope à vue directe.

Si vous voulez mesurer la quantité d'urobiline par l'étendue de la raie d'absorption, il faut avoir soin de vous servir de tubes ayant tous les mêmes dimensions.

(1) Tissier, *Essai sur la pathologie de la sécrétion biliaire* (Thèse de Paris, 1889).

Pour moi, je me sers du petit flacon que je mets sous vos yeux (voir fig. 2), flacon qui donne toujours la même épaisseur à la couche de liquide à examiner; ces flacons sont peu coûteux.

Lorsqu'en même temps que l'urobiline il existe de la biliverdine dans l'urine, la bande d'absorption est beaucoup plus considérable, et on ne voit ni le violet, ni le bleu du spectre.

Toutes ces réactions, comme vous le voyez, sont fort simples, et il suffit d'avoir vu une seule fois la bande d'absorption de l'urobiline pour reconnaître désormais sa présence dans l'urine; la seule difficulté résulte de la présence simultanée de la bilirubine et de l'urobiline. Vous pouvez cependant, par un procédé très simple, basé sur la diffusibilité très grande de l'urobiline, séparer l'urobiline de la bilirubine. Pour cela, il vous suffira de faire tomber goutte à goutte et avec précaution de l'eau distillée sur l'urine à examiner, pour éviter le mélange des deux liquides; l'urobiline passera dans l'eau, tandis qu'au contraire la bilirubine restera dans l'urine, et en examinant au spectroscope l'un et l'autre de ces liquides, vous pourrez reconnaître dans l'eau la présence de l'urobiline.

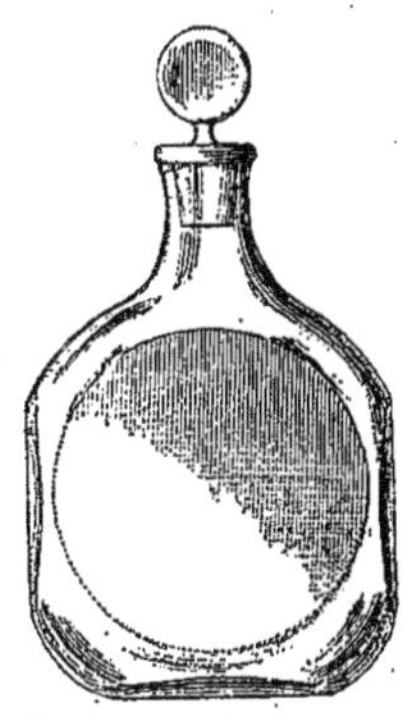

Fig. 2. — Flacon pour examen spectroscopique.

Origine de l'urobiline.

Une fois tous ces préliminaires posés, nous avons à nous demander si la présence de l'urobiline est bien caractéristique du mauvais fonctionnement de la cellule hépatique. Constatons tout d'abord que même pour le professeur Hayem, qui défend l'origine hépatique de l'urobiline, on a pu constater la présence de cette dernière chez des malades atteints de certaines hémorragies, et en particulier, d'hémorragies cérébrales. D'autre part, dans une série de recherches que j'ai entreprises à l'hôpital, recherches non encore terminées, dans certains cas d'affections hépatiques bien constatées, je n'ai pas trouvé d'urobiline; mais je crois que l'on peut accepter que, sauf les cas d'hémorragie cérébrale, quand l'urobiline apparaît dans les urines, il y a mauvais fonctionnement des cellules hépatiques, tandis que la réciproque ne serait pas absolument exacte, et il pourrait exister des affections du foie sans urobilinurie. En tout cas, c'est un procédé très simple, auquel vous devez toujours avoir recours quand vous soupçonnez une affection hépatique.

Procédé de la glycosurie expérimentale.

J'arrive maintenant au second procédé, à savoir l'emploi de la glycosurie expérimentale. Je vous ai dit, en effet, que d'après Roger, il y avait toujours corrélation entre l'activité glycogénique du foie et ses fonctions antiseptiques. Donc, il suffirait de savoir si le foie accomplit bien ses fonctions glycogéniques, pour savoir s'il est en situation de détruire activement les poisons de l'organisme. Malheureusement, ce second problème clinique est très difficile à résoudre.

Nous savons par des expériences de Colrat, de Couturier, de Lépine, de Robineaud, que lorsque le foie est cirrhotique et que l'on introduit du glycose dans l'économie, on voit apparaître ce glycose dans les urines. Malheureusement, cette expérience que j'ai souvent reproduite est loin de donner des résultats aussi positifs, et chez bien des cirrhotiques, je n'ai point obtenu la glycosurie. Mes résultats sont absolument confirmatifs de ceux de Roger (1), qui dans quatorze tentatives faites par l'administration du glycose chez des malades atteints d'affections hépatiques variées a obtenu huit fois des résultats positifs et six fois des résultats négatifs.

Je tâcherai même, lorsque je vous parlerai du foie glycogène, de vous démontrer qu'une des conditions du diabète, c'est l'intégrité du foie. Donc, nous ne pouvons pas compter sur ce procédé pour juger du bon fonctionnement de la glande hépatique comme destructeur des poisons.

D'ailleurs, cette question de la glycosurie alimentaire est des plus complexes ; n'oubliez pas, en effet, que, d'après Bouchard, le foie verse dans le sang par jour $1^{k},850$ de sucre, qui sont brûlés par l'économie, et que cette combustion résulte de circonstances multiples qui font que, selon la saison, selon les périodes de travail ou de repos, cette quantité de sucre comburé varie considérablement. D'ailleurs, je reviendrai sur tous ces points lorsque je vous parlerai du foie glycogène.

Procédé de la toxicité des urines.

Le troisième procédé, vous ai-je dit, est basé sur la recherche du coefficient toxique des urines. Vous connaissez tous les beaux travaux de Bouchard et de ses élèves sur la toxicité urinaire, et

(1) Roger, *De la glycosurie alimentaire* (*Revue de médecine*, novembre 1886).

les conséquences qu'il en a tirées au point de vue de la clinique et de la thérapeutique. Je les résumerai cependant brièvement devant vous, car il y a là des points importants à bien connaître, si l'on veut apprécier à sa juste valeur cette nouvelle méthode expérimentale.

Du coefficient urotoxique.

Elle consiste à injecter, par la veine du lobule de l'oreille d'un lapin, une quantité donnée d'urine, de manière à déterminer la mort de l'animal. C'est ce que Bouchard a décrit sous le nom d'*urotoxie*, quand on reporte cette quantité d'urine nécessaire pour tuer l'animal à 1 kilogramme d'être vivant. Bouchard appelle, de plus, *coefficient urotoxique* la quantité d'urotoxie que 1 kilogramme d'homme peut fabriquer en vingt-quatre heures, et, pour bien fixer votre esprit à ce sujet, nous allons, sous vos yeux, pratiquer une de ces injections.

Voici l'urine d'un homme qui pèse 60 kilogrammes ; cette urine a été recueillie dans les vingt-quatre heures, et il y en a 1 200 centimètres cubes. En injectant 50 centimètres cubes de cette urine par kilogramme du poids du corps dans la veine du lobule de l'oreille d'un lapin, l'animal succombe. Donc, 1 200 centimètres cubes tueraient 24 kilogrammes de lapin. Notre homme pèse 60 kilogrammes et tue, en vingt-quatre heures, 24 kilogrammes de lapin. Nous n'avons donc plus qu'à établir, par une règle de trois, combien 1 kilogramme d'homme fabrique en vingt-quatre heures pour tuer 1 kilogramme de lapin. Vous arriverez ainsi au chiffre de 40 grammes.

Donc, la quantité de poison urinaire que 1 kilogramme d'homme peut fournir en vingt-quatre heures pour tuer 1 kilogramme d'être vivant est, chez cet homme, de 40 centimètres cubes. C'est, à peu près, le chiffre normal, qui est environ de 46 centimètres cubes. Mais, à l'état pathologique, il oscille entre 2 et 10 centimètres cubes. Comme vous le voyez, on peut définir ainsi le coefficient de toxicité : c'est la quantité de matière toxique que l'unité de poids produit dans l'unité de temps.

A l'état physiologique, ce coefficient urotoxique présente certaines variations. Il n'est pas le même pendant la veille et pendant le sommeil. Pendant le sommeil, l'homme élimine deux à quatre fois moins de poison que pendant la période d'activité cérébrale. Les urines du jour et de la nuit n'auraient pas les mêmes effets toxiques ; tandis que les urines recueillies pendant le sommeil seraient convulsivantes, celles recueillies pendant la veille ne le seraient pas ; elles produiraient, au contraire, la narcose. De là, une nouvelle théorie du sommeil, qui veut que cet acte physiologique soit déterminé par l'accumulation de toxines amenant la narcose.

Des substances toxiques de l'urine.

Bouchard et ses élèves, poussant plus loin le problème, ont examiné quelle était la cause de cet empoisonnement. Il a d'abord montré que l'urée et l'acide urique que l'on avait incriminés ne jouaient qu'un rôle très secondaire dans cette action urotoxique, et il a pu retirer sept principes qui tous ont une action spéciale. D'abord une substance qui a une action diurétique, c'est l'urée ; une autre qui agit comme narcotique et dont l'analyse n'a pas encore été faite. Une troisième substance est cyanogène ; c'est une substance organique soluble dans l'alcool comme les précédentes. Puis deux substances convulsivantes : l'une est une substance organique qui est excessivement toxique et qui a des effets très rapides. L'autre matière convulsivante est inorganique, c'est la potasse ; elle est toxique à 18 centigrammes par kilogramme d'animal. Enfin, pour terminer, une matière qui contracte la pupille, et une autre qui abaisse la température. Tel est l'ensemble des matières toxiques de l'urine ; mais, comme le fait remarquer Bouchard, c'est un sujet qui est loin d'être épuisé, et à coup sûr, à mesure que les progrès de la chimie biologique avanceront, on pourra isoler ces substances et les mieux connaître.

Mais revenons à notre sujet et appliquons ces données à l'étude du rôle du foie comme destructeur des poisons. Dans de très nombreuses observations que l'on trouve exposées en leur entier dans le travail de Roger, où l'on a étudié la toxicité des urines chez les malades atteints d'affections hépatiques, on a trouvé, dans l'immense majorité des cas, une augmentation notable du coefficient urotoxique, ce qui était facile à prévoir, puisque la suppression des fonctions physiologiques du foie entraîne la disparition de son action destructive sur les toxines animales.

Mais une fois ce premier fait constaté, il faut bien reconnaître qu'au point de vue clinique il ne peut nous fournir que des données incertaines, et cela pour de nombreuses raisons : d'abord, parce que de pareilles recherches sont beaucoup plus du domaine du laboratoire que de celui de la clinique proprement dite, et si, dans un récent concours d'agrégation, on a pu mettre à la disposition des concurrents un malade, un laboratoire et un lapin, il faut reconnaître que bien des médecins seraient embarrassés s'il fallait faire intervenir, dans leur pratique, le lapin comme signe diagnostic.

Mais en admettant même que cette donnée reste simplement expérimentale, elle ne fournit, au point de vue des fonctions antiseptiques du foie, que des renseignements absolument incertains, parce que, dans la plupart des maladies du foie, il y a production d'ictère et troubles dans la sécrétion biliaire. Comme je vous le dirai par la suite à propos du foie biliaire, la bile est beaucoup plus toxique que l'urine, et tandis qu'il faut 45 centimètres cubes d'urine pour tuer 1 kilogramme de matière vivante, il ne faut que 5 centimètres cubes de bile pour obtenir le même effet ; la bile serait donc neuf fois plus toxique que l'urine. De telle sorte que si toute la bile passait directement dans le sang, l'homme s'empoisonnerait en huit heures et cinquante-cinq minutes, tandis que, si c'était l'urine, la mort ne surviendrait qu'en deux jours, six heures et trente-deux minutes. Ainsi donc, selon la sécrétion ou la non-sécrétion de la bile, le coefficient urotoxique peut considérablement varier, et par cela même ce moyen perd de sa valeur si l'on veut l'appliquer à la recherche de l'intégrité des fonctions antiseptiques du foie.

Donc, comme vous le voyez, nous pouvons avoir, grâce aux procédés que je viens de vous énumérer, des indications sur l'état de la cellule hépatique au point de vue de son action destructive des poisons, et, si ces indications manquent d'un caractère très précis, elles nous permettent cependant, dans une certaine mesure, de prévoir l'état de bon ou de mauvais fonctionnement de la glande hépatique. Je vous recommande spécialement l'examen spectroscopique de l'urine, qui vous permet de reconnaître la présence de l'urobiline, et, si le résultat est négatif, vous pourrez user de la glycosurie expérimentale ou de la recherche de la toxicité des urines.

Conclusions thérapeutiques

Je passe maintenant aux conclusions thérapeutiques qui découlent des faits dont je viens de vous entretenir.

Dans les maladies du foie et dans les maladies infectieuses, quelle qu'en soit l'origine, le thérapeute a le plus grand intérêt à maintenir dans son intégrité le pouvoir destructeur du foie sur les toxines ; il devrait même tâcher de l'activer. Pour y arriver, il a deux ordres de moyens : 1° s'efforcer d'augmenter les fonctions glycogéniques du foie, puisque, d'après les expériences physiologiques, il y a corrélation intime entre les fonctions glycogéniques et les fonctions antiseptiques ; 2° restreindre, autant que possible, les sources d'intoxication de l'organisme, de manière à réduire à son minimum la quantité de toxines que le foie devra détruire.

Augmentation du pouvoir glycogénique du foie.

Examinons chacun de ces points; d'abord, augmenter le pouvoir glycogénique du foie.

Nous savons, et j'insisterai sur ce point dans une autre leçon, que les fonctions glycogéniques s'abaissent par l'abstinence et par l'hyperthermie.

Pour l'abstinence, nécessité de soutenir les malades fébricitants et les hépatiques par une alimentation aussi réparatrice que possible. Il est bien entendu que cette alimentation devra remplir certaines conditions, sur lesquelles je vais revenir dans un instant, lorsque j'aborderai le second point de la question que j'ai à traiter, c'est-à-dire la suppression des causes d'intoxication de l'organisme; nous verrons en effet, à ce propos, que le régime alimentaire est une des sources les plus actives de cette intoxication.

A la nécessité d'alimenter le fébricitant s'en joint une autre, la nécessité d'abaisser sa température. Donc, en nous basant au point de vue exclusif des fonctions antiseptiques du foie, il faut combattre l'hyperthermie. Vous savez que nous arrivons à ce double but soit par la balnéation, qu'on utilise les bains froids ou les bains tièdes (je suis, vous le savez, partisan de ces derniers), soit par l'emploi de ce groupe de médicaments tirés de la série aromatique. Mais ces médicaments ont le grand inconvénient de diminuer la sécrétion urinaire et, par cela même, de diminuer l'excrétion des toxines.

Dans ses expériences, Roger paraît avoir démontré que le glycose par lui-même modifie la toxicité des alcaloïdes végétaux ou organiques. On pourrait en tirer encore cette autre conclusion que le sucre, et le glycose en particulier, peut être utilisé avantageusement dans les maladies infectieuses, et qu'il y aurait nécessité de sucrer les tisanes des malades atteints de ces affections. Mais c'est là un point qui exige de nouvelles recherches.

Sources d'infection de l'économie.

Bien autrement importante est la grande question que je vais aborder maintenant, à savoir restreindre autant que possible les sources d'infection de l'économie. On peut dire que, dans toute affection du foie, quelle qu'elle soit, ce précepte doit être appliqué.

Dans la précédente leçon, je vous ai montré que les toxines animales avaient quatre origines. Elles proviennent des aliments introduits dans le tube digestif ; elles résultent des fermentations qui s'y produisent aux différentes périodes de l'acte digestif ; elles sont sécrétées par les microbes qui abondent dans le tube intestinal ; enfin, elles résultent de l'activité de la vie cellulaire.

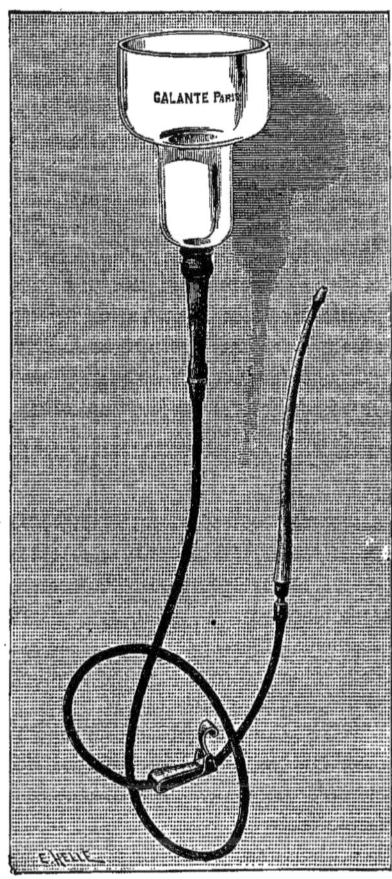

Fig. 3. — Entéroclyseur Galante.

A ces quatre origines, il faudrait en ajouter une cinquième, cette fois d'origine pathologique ou d'origine thérapeutique : ce sont, au point de vue pathologique, les toxines fabriquées par le microbe cause de l'infection, constituant ce groupe de maladies auxquelles j'ai donné le nom de *toxi-infections ;* au point de vue thérapeutique, ce sont les alcaloïdes que nous administrons dans un but curatif.

A ce point de vue particulier, chez tous les malades atteints d'affections du foie, il faut se montrer très réservé dans l'usage des alcaloïdes introduits par la voie digestive et, en particulier, pour certains d'entre eux comme la morphine, la quinine, l'atropine, et n'utiliser que la voie hypodermique, puisque, en nous reportant à ce que je vous disais dans la précédente leçon, il reste démontré que le foie ayant une action destructive spéciale sur ces alcaloïdes végétaux, lorsqu'il est malade, cette action destructive n'existe plus, et que l'on pourrait alors voir survenir des accidents toxiques avec des doses thérapeutiques de ces alcaloïdes introduits par la bouche.

Quant aux autres causes d'infection que je vous ai énumérées plus haut, nous pouvons les combattre ou les atténuer par trois ordres de moyens : 1° Pratiquer l'antisepsie intestinale; 2° favoriser les voies d'élimination de ces toxines; 3° diminuer l'activité cellulaire.

Étudions chacun de ces moyens.

Antisepsie intestinale.

L'antisepsie intestinale qui constitue la base de cette médication spéciale comprend elle-même trois ordres de moyens : des médicaments antiseptiques, des purgatifs et enfin un régime alimentaire. En tête des médicaments antiseptiques, il faut placer le salol et le salicylate de bismuth. Déjà dans mes *Nouvelles Médications* (2e série), j'ai insisté sur les raisons qui me font considérer jusqu'à nouvel ordre le salol comme le meilleur antiseptique intestinal.

Du salol.

Je ne reviendrai donc pas sur ce sujet et je me contenterai de résumer brièvement le pourquoi de cette préférence. Le salol est un médicament peu irritant, toujours bien supporté par le tube digestif; il est peu soluble et ne se décompose en acide phénique et en acide salicylique que dans un milieu alcalin, c'est-à-dire dans l'intestin. Si j'ajoute que ce salicylate de phénol est relativement peu toxique, j'aurai montré la supériorité de ce salol sur l'iodoforme et le naphtol jusqu'ici employés et qui sont toujours toxiques et irritants.

Du salicylate de bismuth.

Presque au même niveau je place le salicylate de bismuth, qui s'adresse, lui, aussi bien à l'estomac qu'à l'intestin, et j'utilise ces deux corps sous la forme de cachets médicamenteux ainsi formulés :

℞ Salol........................	ā̄a 10 grammes.
Salicylate de bismuth........	
Bicarbonate de soude........	

En trente cachets médicamenteux.

Quant aux naphtols, je ne les abandonne pas, mais je les utilise en lavement et je pratique de grands lavages de l'intestin avec 1 litre de la solution suivante :

℞ Naphtol.............................. 5 grammes.

En vingt paquets. Un paquet pour 1 litre d'eau.

Des naphtols.

Je préfère le naphtol α au naphtol β, parce qu'il est plus soluble et plus actif, tout en étant moins toxique. Je reconnais, cependant, que le naphtol α est plus irritant que le naphtol β, mais à la dose de 20 centigrammes par litre d'eau, ces propriétés irritantes sont extrêmement faibles, et dans l'immense majorité des cas, cette solution est bien supportée.

De l'entéroclysme.

Pour introduire ce litre de solution, je ne fais plus usage d'un irrigateur, ni du tube Debove dont je me servais habituellement, et je conseille un entéroclyseur très simple qui a été construit sur mes indications par Galante et que je mets sous vos yeux (fig. 3).

La manœuvre en est des plus simples; on introduit la canule dans le rectum aussi haut que possible, puis on fait pénétrer lentement le liquide en maintenant le malade couché horizontalement. Il est bien entendu que le liquide introduit ne doit pas être gardé et doit être rendu presque immédiatement. Voilà pour les médicaments; je passe maintenant aux purgatifs.

Des purgatifs.

Les purgatifs ne sont utiles que lorsqu'il existe de la constipation, constipation qui résiste même aux lavements naphtolés, dont je viens de vous parler. Dans ce cas, bien entendu, ce sont les laxatifs qu'il faut employer; vous pouvez utiliser la poudre laxative dont je vous ai maintes fois entretenus et dont je vous répète encore une fois la formule :

℞ Follicules de séné passés à l'alcool en poudre	} āā	6 grammes.
Soufre sublimé		
Fenouil en poudre	} āā	3 —
Anis étoilé en poudre		
Crème de tartre pulvérisée		2 —
Réglisse en poudre		8 —
Sucre en poudre		25 —

Vous pouvez aussi utiliser le cascara et son extrait la cascarine, ou bien toutes les eaux purgatives, et en particulier celles que nous fournit l'Espagne qui, grâce à leur très haute minéralisation, peuvent être administrées à la faible dose d'un verre à madère ou d'un verre à liqueur le matin à jeun; telles sont les eaux de Rubinat, de Carabana et de Villacabras.

Du régime alimentaire.

Le régime alimentaire joue un rôle prépondérant dans cet ensemble thérapeutique auquel on donne le nom d'antisepsie intestinale.

C'est ici le triomphe du régime végétarien. Ce régime dont je me suis fait le défenseur, et que vous trouverez exposé dans son entier dans l'ouvrage récent que le docteur Bonnejoy a consacré au végétarisme (1), se compose, comme vous le savez, des œufs, du lait, des féculents, des légumes verts et des fruits.

Dans ces derniers temps et depuis ma leçon sur le végétarisme (2) et la publication de l'ouvrage du docteur Bonnejoy, on s'est beaucoup occupé de cette question au point de vue thérapeutique, et les opinions émises ont été conformes à celle que j'avais avancée. « Dans toutes les maladies infectieuses, disais-je dans mon introduction, dans toutes les affections s'accompagnant de putridité intestinale, dans tous les troubles du tube digestif et de l'estomac, qui entraîneront des fermentations vicieuses du bol alimentaire, dans les maladies du foie, cette barrière vivante qui s'oppose à la pénétration des toxines alimentaires dans l'économie, le régime végétarien s'impose.

« Il y a plus : cette même nécessité du régime végétarien, nous la retrouvons toutes les fois que les voies d'élimination des toxines seront oblitérées, et la plus fréquemment atteinte est à coup sûr la voie rénale. C'est ainsi que dans l'insuffisance rénale due à l'artério-sclérose, cette maladie de la vieillesse, il nous faudra recourir à ce régime. »

J'ai vu avec plaisir Huchard adopter cette manière de voir dans sa communication au congrès pour l'avancement des sciences, qui s'est tenu à Marseille en 1891, et pour que vous gardiez toujours le souvenir de l'ensemble de ce régime, j'en reproduis ici la formule :

Le malade se nourrira exclusivement de lait, d'œufs, de féculents, de légumes verts et de fruits.

A. Prendre au moins 1 litre de lait par jour.

B. Les œufs peuvent être pris sous toutes les formes.

C. Les féculents seront en purée (purée de pommes de terre, de haricots, de lentilles, revalescière, racahout, farine lactée, bouillies au gruau de blé, de riz, d'orge, de maïs et d'avoine, panades passées, pâtes alimentaires, nouilles, macaroni).

D. Les légumes verts seront très cuits (purée de carottes, de

(1) Docteur Bonnejoy, *Du végétarisme*, avec introduction par Dujardin-Beaumetz. Paris, 1891.

(2) Dujardin-Beaumetz, *Nouvelles Médications*, 2e série, page 57.

navets, de julienne, salades cuites, petits pois, haricots verts, épinards).

E'. Les fruits seront en compote, sauf les fraises et le raisin.

Si le malade veut absolument manger de la viande, vous ne permettrez que les viandes très cuites et les viandes gélatineuses, telles que les pieds de mouton à la poulette, la tête de veau, le fricandeau, le riz de veau, le bœuf à la mode, le veau en gelée, la poule au riz, les volailles en daube et les viandes braisées.

Vous défendrez les poissons, le gibier, les mollusques, les crustacés, les fromages faits à cause des *toxines* que la putréfaction développe rapidement dans ces aliments.

Vous repousserez aussi le bouillon gras et préférerez les soupes maigres ; la potasse que renferme le bouillon nuit aux fonctions glycogéniques du foie et par cela même à ses fonctions antiseptiques.

Vous permettrez les mets sucrés, les confitures. Nous avons vu, en effet, dans la précédente leçon, que le sucre aide à l'antisepsie hépatique.

Voilà pour l'antisepsie intestinale. La seconde indication à remplir, c'est d'éliminer les toxines formées dans l'organisme et vous arriverez à ce but en favorisant la diurèse par des boissons abondantes et très légèrement alcalines, en usant de préférence du vin blanc ou en faisant usage du lait. Vous aurez soin, en outre, de faire fonctionner la peau, en recommandant des lotions à l'eau tiède additionnée d'eau de Cologne et même de savon pour les peaux grasses, lotions suivies d'une friction énergique avec un gant de crin.

Enfin, pour diminuer les leucomaïnes, résultat du travail organique des cellules, vous vous rappellerez que les travaux exagérés augmentent dans de très notables proportions la production de ces toxines, et par les mots *travaux exagérés*, j'entends non seulement les travaux musculaires, mais encore les travaux intellectuels. Aussi le surmenage, qui est une cause d'accumulation de ces toxines, doit-il être absolument combattu.

Tel est l'ensemble des moyens thérapeutiques et hygiéniques que vous pouvez mettre en jeu ; il me reste à dire, pour terminer cette conférence, dans quels cas nous pourrons appliquer cet ensemble de moyens curatifs.

Nous avons vu qu'il y avait corrélation entre les fonctions glycogéniques du foie et ses fonctions antiseptiques. Quand je vous parlerai du foie glycogène, je m'efforcerai de vous démontrer que l'intégrité des fonctions glycogéniques est elle-même adéquate à l'intégrité des fonctions physiologiques. Donc, l'action sur les poisons ne peut s'exercer que par un foie à l'état sain.

Cette première conclusion admise, il en découle immédiatement une seconde : c'est que toutes les affections du foie modifieront, dans une mesure plus ou moins étendue, son action antiseptique, et lorsque ces affections du foie s'accompagneront de lésions assez profondes pour détruire la cellule hépatique, cette fonction antiseptique disparaîtra complètement.

Indications thérapeutiques.

Donc, dans toutes les affections du foie, nous devrons employer les moyens que je viens de vous ordonner, puisque cette barrière protectrice établie entre l'intestin et le reste de l'économie sera plus ou moins détruite.

Mais de même que les maladies du foie réclament, de la part du médecin, une médication antiseptique, de même aussi et avec plus de raison les affections intestinales, et en particulier celles qui s'accompagnent de fermentations putrides réclameront la même médication pour s'opposer aux affections du foie consécutives à la putridité intestinale. Bouchard, en effet, nous a montré que chez tous les malades atteints de dilatation de l'estomac auxquels il faudrait joindre les dilatés du gros intestin, comme l'ont montré Trastour et Malibran, il y avait des congestions hépatiques intermittentes.

Ces congestions résultent de l'exagération de cette fonction antiseptique du foie dont l'action destructive sur les poisons est très exagérée par suite de l'augmentation de production des toxines intestinales. Lorsqu'on suit ces dilatés de l'estomac ou de l'intestin, on constate, en effet, ces congestions à la suite ou d'écarts de régime ou de l'abandon de la médication antiseptique.

Lorsque je vous ai parlé de la dilatation de l'estomac et de la neurasthénie gastrique (1), je vous ai montré que cette congestion du foie expliquait, chez ces malades, l'ectopie rénale. Enfin, dans les maladies infectieuses avec putridité, pour éviter les complications hépatiques, il nous faudra intervenir avec la même médication.

(1) Dujardin-Beaumetz, *Nouvelles Médications* (2e série), Paris, 1891, p. 35.

N'oubliez pas enfin que si le foie est un destructeur de poisons, il est aussi producteur d'une toxine très active, surtout chez certaines espèces animales. Vous connaissez tous l'intoxication par les moules ; elle est produite par une toxialbumine sécrétée par le foie, la mitylotoxine. Lorsque je vous parlerai, à propos du foie biliaire, des urticaires d'origine hépatique, j'espère vous démontrer que l'homme aussi produit, lorsque le foie a été infecté, une toxine analogue à la mitylotoxine, et qui amène, lorsque la bile qui la contient est absorbée par la muqueuse intestinale, des urticaires d'une intensité variable. Ici encore, pour la cure de ces urticaires d'origine toxique, c'est l'antisepsie intestinale, telle que je viens de vous l'exposer, qui doit être appliquée.

Les quelques indications que je viens de vous donner vous montrent l'importance du foie considéré comme destructeur des poisons, et j'espère que vous tirerez quelque profit des considérations que je viens de vous exposer. Dans la prochaine conférence, j'étudierai avec vous le foie biliaire.

TROISIÈME LEÇON

DU FOIE BILIAIRE (CONSIDÉRATIONS PHYSIOLOGIQUES).

Messieurs,

Je désire consacrer cette leçon à l'étude du foie considéré comme organe de la sécrétion biliaire. Je suivrai la même marche que celle que j'ai adoptée pour le foie antiseptique, c'est-à-dire que je consacrerai deux conférences à cette étude : dans l'une, j'étudierai ce que nous savons de la bile et de sa sécrétion ; dans l'autre, j'examinerai les conclusions qui ressortissent à la clinique thérapeutique.

Les conduits biliaires.

Nous aurons tout d'abord à examiner les conduits biliaires, puis la bile qui les parcourt. Je serai bref sur l'anatomie de ces conduits, vous renvoyant à cet égard aux traités spéciaux où vous trouverez tous les renseignements désirables sur leur disposition anatomique. Je veux seulement vous rappeler que l'opinion autrefois soutenue par Robin et par Cl. Bernard de la séparation qui existerait entre le lobule hépatique et les conduits biliaires n'est plus admise. Robin avait, en effet, soutenu que les conduits biliaires se terminaient en culs-de-sac, et que ces derniers étaient les organes sécréteurs de la bile; tandis que la cellule hépatique aurait des fonctions exclusivement glycogéniques, la bile, au contraire, serait sécrétée par des organes spéciaux.

On reconnaît aujourd'hui que les conduits biliaires se mettent en rapport directement avec le lobule hépatique et constituent un réseau périlobulaire et intralobulaire qui enveloppe complètement la cellule hépatique, et c'est dans cette cellule que se fait l'acte de la sécrétion de la bile. Puis ces canaux se réunissent en branches plus considérables, traversent le foie enveloppé dans la capsule de Glisson, puis viennent constituer les canaux biliaires extra-hépatiques qui vont aboutir à l'ampoule de Water. Ce système est complété par un réservoir biliaire, la vésicule, qui joue un rôle si considérable dans la pathogénie des calculs biliaires.

Je ne vous aurais rien dit de la constitution anatomique de ces canaux biliaires extra-hépatiques, canal hépatique, canal cystique et canal cholédoque, s'il ne s'était élevé à ce propos des questions d'un haut intérêt sur le mécanisme de la colique hépatique.

Frappé de l'obscurité qui existait sur la pathogénie de la colique hépatique, j'ai entrepris il y a près de vingt ans, en 1873, avec Audigé, une série d'expériences sur la production de ce phénomène douloureux (1); on trouvera l'exposé complet de nos expériences à ce sujet dans la thèse d'Audigé qui date de 1874 (2).

Pathogénie expérimentale de la colique hépatique.

En introduisant des corps étrangers dans les conduits biliaires du chien, nous avons reproduit expérimentalement les symptômes de la colique hépatique, et nous avons montré qu'il s'agissait bien là d'un spasme réflexe de la tunique musculaire de ces conduits excréteurs, spasme développé sous l'influence de l'irritation de la muqueuse de ces mêmes conduits, qui possède une sensibilité très développée. Il ne restait plus, pour être bien convaincu de la réalité de ce spasme, qu'à savoir si, chez l'homme, les conduits biliaires avaient la même structure que chez le chien.

Chez le chien, en effet, la couche musculaire est des plus nettes ; mais, chez l'homme, en me rapportant aux ouvrages spéciaux d'anatomie, je fus frappé de la divergence qui existait parmi les anatomistes sur ce point de structure. Les uns affirment l'existence de cette couche musculaire, les autres la nient au contraire, et je chargeai Grancher et Renault de vouloir bien éclaircir cette question d'histologie. Leur réponse fut affirmative; il existe bien des fibres musculaires dans les conduits excréteurs biliaires de l'homme, et si j'ajoute que cette couche paraît hypertrophiée très notablement sous l'influence des obstacles qu'éprouve le cours de la bile, on a le droit de considérer la colique

(1) Dujardin-Beaumetz, *Études sur le spasme des voies biliaires à propos du traitement de la colique hépatique* (*Bulletin de thérapeutique*, 1873, t. LXXXV, p. 305).

(2) Audigé, *Recherches expérimentales sur le spasme des voies biliaires à propos du traitement de la colique hépatique* (Thèse de Paris, 1874).

hépatique comme une colique dans le sens que la pathologie générale attribue à ce mot. Nous verrons quelles conséquences on doit tirer de ces faits pour la cure de ce syndrome clinique. Il me reste maintenant à vous parler de la sécrétion de la bile et de sa composition.

De la bile.

Tous les physiologistes sont loin d'être d'accord sur la quantité de bile sécrétée par l'homme. Se fondant sur des recherches expérimentales, Arnold fixait chez le chien cette quantité de 8 à 11 grammes par kilogramme; Nasse la porte de 12g,2 à 28g,4. C'est à peu près les chiffres de Bidder et Schmidt, qui sont de 13 à 28 grammes. Mais Kölliker et Muller portent ce chiffre à 32 grammes. Dans leurs expériences plus récentes, expériences dont je vous parlerai plus longuement tout à l'heure, Prevost et Paul Binet fixent ce chiffre à 17 grammes par vingt-quatre heures par kilogramme de chien.

Quantité sécrétée en vingt-quatre heures.

Si l'on appliquait ces données à l'homme (un homme de 60 kilogrammes), nous arriverions au chiffre de 1 000 à 1 500 grammes. Cependant quelques physiologistes affirment, en se basant sur des expériences faites sur des malades porteurs de fistules biliaires, que cette quantité ne dépasse pas 700 grammes par vingt-quatre heures pour un homme de poids moyen. D'autres soutiennent, au contraire, que le chiffre normal est de 3 000 grammes.

L'écoulement de la bile est constant; seulement il est des circonstances qui augmentent cette sécrétion. D'abord, les mouvements de la respiration; l'abaissement du diaphragme dans l'inspiration comprime, en effet, la vésicule sur la masse intestinale, et tend à vider son contenu dans les voies biliaires. C'est un véritable massage physiologique de la vésicule. Nous verrons à faire des applications de ce fait, lorsque nous nous occuperons de la pathogénie et de la cure de la lithiase biliaire.

Au moment des repas et pendant la digestion intestinale et duodénale, l'écoulement de la bile est beaucoup plus considérable, et c'est ici qu'est utilisée la réserve de bile contenue dans la vésicule. Cependant cette dernière n'est pas indispensable; on sait, en effet, que certains mammifères n'ont pas de vésicule biliaire. De plus, chez l'homme privé de cette vésicule par les nouveaux procédés chirurgicaux ou par l'envahissement de cette vésicule par les calculs, les fonctions biliaires ne paraissent pas être modifiées.

Bien des circonstances influent sur la sécrétion de cette bile. Je n'ai pas à vous les faire connaître toutes, cela m'entraînerait trop loin. Mais le point qui nous intéresse le plus dans cette question de la sécrétion de la bile, c'est l'action des médicaments sur cette sécrétion.

Des médicaments cholagogues.

On sait, en effet, qu'il existe en thérapeutique un groupe de médicaments auxquels on a donné le nom de *cholagogues*. Ce sont ceux qui ont pour effet d'augmenter la sécrétion biliaire. On a basé l'étude de ces médicaments sur des expériences qui ont pris dans ces derniers temps une grande précision scientifique.

Procédés expérimentaux.

D'abord, on se contentait d'examiner les garde-robes ou le foie des animaux auxquels on administrait certains médicaments; puis Mœsler (1) en 1857, et Rœrhig (2) en 1873, substituèrent à ce procédé primitif un manuel opératoire beaucoup plus précis. Rœrhig curarisait le chien, puis après l'avoir soumis à la respiration artificielle, il séparait le conduit cholédoque et introduisait dans ce canal un tube effilé, véritable compte-gouttes. Puis il comptait, en un temps donné, le nombre de gouttes qui s'écoulaient par ce tube, et appréciait ainsi l'action des médicaments introduits dans le tube digestif des animaux en expérience. Bien entendu, Rœrhig avait soin de pratiquer la ligature du canal cystique.

En 1875, Rhuterford et Vignal (3) font paraître leur grand travail sur les médicaments cholagogues; le procédé qu'ils mettent en usage est très comparable à celui de Rœrhig. Seulement, au lieu de se servir d'un tube effilé rigide, ils introduisent dans le canal cholédoque un tube de verre adapté à un tube de caoutchouc, et terminé lui-même par un tube de verre qui plonge dans le vase où l'on recueille la bile.

En 1882, nous trouvons un travail de Rhoman (4) sur les médicaments cholagogues. Rhoman pratique, lui, une fistule biliaire. Puis arrivent les travaux de Baldi (5) en 1883, ceux de Pasckis (6) en 1884, et, enfin, le travail si intéressant de Prevost

(1) Mœsler, *Untersuch. uber Ubergang von Stoffer in Galle Giessen*, 1857.
(2) Rœrhig, *Med. Jahr. Wien.*, 1873.
(3) *British Medical Journal*, octobre 1875. — Rhuterford, *Transact. of the Royal Society of Edinburgh*, 1880, vol. XXIX.
(4) Rhoman, *Pflüger Arch. Phys.*, XXIX, 1882.
(5) Baldi, *Archiv. Ital. Biolog.*, 1883, t. III.
(6) Pasckis, *Wien. Med. Jahrbuch*, 1884.

et Paul Binet (1), sur lequel je désire insister plus longtemps.

Le procédé employé par les expérimentateurs genevois est celui de la fistule biliaire. Après avoir endormi l'animal, ils pratiquent la ligature du canal cholédoque, puis ils établissent une fistule entre la vésicule biliaire et les parois abdominales. Cette opération faite sur les chiens n'a pas compromis la santé de ces animaux, qui ont pu être observés pendant plusieurs mois. Un tube de verre est placé dans l'orifice de la fistule, et on calcule alors la quantité de bile qui s'écoule en cinq minutes.

Maintenant que vous êtes au courant des procédés opératoires mis en usage par les différents expérimentateurs, voyons à quels résultats on est arrivé au point de vue de l'action des médicaments cholagogues.

Dans leurs travaux, Rhuterford et Vignal nous avaient fait connaître une série de corps qui occupaient une place importante dans le groupe de ces médicaments cholagogues. C'était l'évonymin, le phytolaccin, l'iridin, le juglandin, le baptisin, substances sur lesquelles mon élève Davet (2) a fait une thèse, et sur lesquelles j'ai longuement insisté dans ma *Clinique thérapeutique* (3). Je vous renvoie à la leçon que j'ai consacrée à ces médicaments cholagogues pour ceux qui voudraient approfondir ce sujet.

Un certain nombre de ces médicaments sont restés dans la thérapeutique, et je signalerai tout particulièrement l'évonymin, qui est aujourd'hui très utilisé sous la forme pilulaire suivante : De l'évonymin.

℞ Évonymin..................	ãã 10 centigrammes.
Savon médicinal...........	

Pour une pilule.

On prend d'une à deux de ces pilules le soir en se couchant. Le phytolaccin a aussi donné lieu à un très intéressant travail de mon collègue et ami le docteur Desnos (4). Outre ces nouveaux

(1) Prévost et Paul Binet, *Recherches expérimentales relatives à l'action des médicaments sur la sécrétion biliaire et leur élimination par cette sécrétion* (*Revue médicale de la Suisse romande*, 20 mai 1888).

(2) G. Davet, *De quelques cholagogues nouveaux d'origine végétale* (Thèse de Paris, 1880).

(3) Dujardin-Beaumetz, *Clinique thérapeutique*. Des médicaments cholagogues, t. II, 6e édition, p. 20.

(4) Desnos, *Étude sur quelques nouveaux purgatifs* (*Bulletin de thérapeutique*, 30 janvier 1886).

médicaments étudiés par Rhuterford et Vignal, ces expérimentateurs avaient classé ces différents médicaments suivant leur action cholagogue. Nous pouvons aujourd'hui comparer à la classification faite par les expérimenteurs anglais celle qui résulte des recherches de Prevost et Paul Binet.

Division des médicaments cholagogues.

Ces expérimentateurs ont classé en quatre groupes les différentes substances qu'ils ont étudiées. Dans le premier groupe se trouvent celles qui augmentent la sécrétion biliaire d'une façon certaine ; en première ligne se placent la bile et les sels biliaires, puis vient l'urée qui a déterminé, il faut le reconnaître, des accidents gastro-intestinaux graves. Puis les différentes substances suivantes :

Médicaments très cholagogues.

Essence de térébenthine et ses dérivés, terpinol et terpine ; chlorate de potasse, benzoate et salicylate de soude, salol, évonymin, muscarine.

Médicaments moyennement cholagogues.

Le second groupe comprend les substances médicamenteuses ne produisant qu'une augmentation légère, douteuse ou inconstante ; ce sont :

Bicarbonate et sulfate de soude, chlorure de sodium, sels de Carlsbad, propylamine, antipyrine, aloès, acide cathartique, rhubarbe, *Hydrastis Canadensis*, ipéca, boldo.

Médicaments acholagogues.

Le troisième groupe renferme les substances amenant une diminution dans la sécrétion biliaire. Ce seraient des médicaments *acholagogues :*

Iodure de potassium, calomel, fer et cuivre, atropine (injection sous-cutanée), strychnine à dose toxique.

Médicaments sans action.

Enfin, le dernier groupe est celui qui est constitué par les substances qui n'ont aucune action sur la sécrétion biliaire. Ce sont :

Phosphate de soude, bromure de potassium, chlorure de lithium, sublimé, arséniate de soude, alcool, éther, glycérine, quinine, caféine, pilocarpine, kairine, cytise, séné, colombo.

Ces résultats font naître de très nombreuses réflexions au point de vue thérapeutique. La bile doit être considérée comme un des plus puissants cholagogues. Nissen, plus récemment, a constaté aussi l'action cholagogue de la bile ; il affirme que ce sont les sels biliaires seuls qui sont la cause de cet effet sur la sécrétion biliaire.

Déjà on avait conseillé des pilules de fiel pour la cure de certaines affections hépatiques compliquées d'ictère ; vous verrez que j'ai aussi utilisé ces propriétés cholagogues de la bile en l'associant à l'huile dans le traitement de la lithiase biliaire.

L'évonymin que Rhuterford avait placé à la tête des cholagogues avec le podophyllin, conserve encore ici le premier rang. Mais le point le plus intéressant est, à coup sûr, les résultats obtenus avec les combinaisons salicylées. C'est encore une confirmation des expériences de Rhuterford, qui considérait le salicylate et le benzoate de soude comme de très puissants cholagogues. Et comme la bile est antiseptique, on comprend que cette action cholagogue entre pour quelque chose dans les effets si remarquables obtenus par le salol et le salicylate de bismuth contre la putridité intestinale.

Enfin, remarquons que la terpine et le terpinol, qui n'étaient pas encore connus lors des expériences de Rhuterford, peuvent être rangés, désormais, parmi les médicaments ayant une action active sur la sécrétion de la bile.

Les réflexions qui concernent le second groupe, c'est-à-dire celui qui renferme les substances n'amenant qu'une augmentation douteuse, légère ou inconstante de la bile, sont tout aussi intéressantes au point de vue thérapeutique. Comme l'avait déjà remarqué Rhuterford, le sel de soude, et en particulier le bicarbonate de soude, se montre un très médiocre cholagogue. Je me suis déjà expliqué, dans ma *Clinique thérapeutique*, sur la contradiction qui paraît exister entre la clinique et les recherches expérimentales, à propos de cette action cholagogue des eaux bicarbonatées sodiques (1). Des alcalins.

Récemment Nissen a repris les expériences sur l'action des alcalins comme cholagogues, et, de même que Rhuterford et Vignal, que Prevost et Binet, il arrive à cette conclusion que le bicarbonate de soude, le chlorure de sodium, le sulfate de soude, le sel de Carlsbad, le phosphate de soude et le sulfate de magnésie n'activent pas la sécrétion biliaire ; ils la diminueraient même quand on donne des doses concentrées de 3 à 5 pour 100. Mais s'il y a diminution dans la quantité de bile sécrétée, il y aurait, d'après cet expérimentateur, augmentation dans la matière colorante biliaire, de telle sorte qu'on pourrait dire qu'il y a une concentration de la bile. Cependant, les matières colorantes seules augmenteraient ; le taux de la cholestérine et celui des acides biliaires restant le même.

(1) Dujardin-Beaumetz, *Clinique thérapeutique*, 6e édition, t. II, p. 36.

Pour expliquer cette action de concentration, Nissen émet l'hypothèse suivante qui est très discutable, c'est que les alcalins soustrairaient de l'eau à tous les organes et notamment au foie. Aussi, c'est cette action déshydratante des substances alcalines qui serait pour Nissen la cause de ces effets thérapeutiques; les alcalins, diminuant l'élimination de l'eau, diminueraient par cela même la pression qui règne dans les canaux biliaires. Enfin ces mêmes médicaments exerceraient une influence salutaire sur le catarrhe des voies biliaires et permettraient, en rendant la bile moins visqueuse, à celle-ci de cheminer plus facilement dans les canaux biliaires.

Je persiste à croire que ce n'est pas comme cholagogue qu'agissent si efficacement les eaux de Carlsbad ou de Vichy, mais bien en modifiant et en régularisant les fonctions digestives et en relevant l'état général de la nutrition. Je ferai remarquer que le sulfate de soude, que Rhuterford signalait comme un bon cholalogue, ne serait qu'infidèle d'après les expérimentateurs genevois. Il en serait de même du sulfate de soude et du chlorure de sodium ; d'où cette conclusion que le sel naturel de Carlsbad qui renferme à la fois du chlorure de sodium, du sulfate de soude et du bicarbonate de soude ne peut être rangé parmi les corps cholagogues.

De l'aloès.

Je ferai remarquer que, pour l'aloès, tandis que Rhuterford le place comme un des meilleurs cholagogues, Prevost et P. Binet le considèrent au contraire comme un cholagogue très infidèle.

Du boldo.

Enfin je trouve dans ces expériences la confirmation de ce que j'avais avancé sur le *boldo*, il y a bien des années, en 1876, où j'avais soutenu que ce médicament était plutôt un diurétique qu'un médicament hépatique (1).

Du calomel.

Les derniers groupes comprenant les médicaments sans action sur la sécrétion biliaire ou diminuant plutôt cette sécrétion me conduisent à vous parler du calomel. Ici, les mêmes divergences que nous avons constatées à propos des eaux alcalines entre la clinique et la thérapeutique expérimentale se produisent à nouveau. S'il est un médicament très en usage dans les affections hépatiques, et cela surtout en Angleterre, c'est le calomel ; et cette action favorable faisait considérer, à bon droit, le calomel

(1) Dujardin-Beaumetz et Claude Verne, *Étude sur le boldo* (*Bulletin de thérapeutique*, t. LXXXIV, 1876, p. 165, 219 et 232).

comme un des plus puissants cholagogues que possédât la thérapeutique.

Déjà Rhuterford avait signalé la diminution de la sécrétion de la bile sous l'influence du calomel. Prevost et P. Binet arrivent au même résultat. Cette conformité dans leurs conclusions expérimentales doit, désormais, faire considérer le calomel comme un médicament acholagogue. S'il agit dans les affections hépatiques, c'est probablement par un tout autre procédé ; le calomel est en effet un médicament antiseptique très puissant et c'est en détruisant la putridité intestinale qu'il modifie heureusement les fonctions du foie.

Quant à la coloration des selles par le calomel, elle ne serait pas due à des modifications de la bile, mais bien à une coloration produite par le sel mercuriel lui-même.

Si Rhuterford avait constaté que le calomel était un médicament diminuant la sécrétion de la bile, il avait soutenu, au contraire, que le sublimé augmentait cette sécrétion, et on en avait tiré cette conclusion qu'il fallait substituer désormais le sublimé au calomel dans le traitement des affections hépatiques. Si l'on s'en rapporte aux expériences de Prevost et P. Binet, cette substitution ne devrait pas avoir lieu, car le sublimé n'a pas produit d'effet cholalogue sur leurs animaux. Telles sont les réflexions que je voulais vous faire à propos de la sécrétion biliaire, et il me reste maintenant, pour terminer cette leçon, à vous parler de la bile.

Composition de la bile.

La bile a été analysée un grand nombre de fois, et vous trouverez le résumé d'une partie de ces analyses dans le tableau suivant que j'emprunte à l'ouvrage de Cyr (1).

Ce tableau vous montre que la bile est essentiellement caractérisée par des acides azotés ou azoto-sulfureux combinés avec la potasse, l'ammoniaque et surtout la soude. Ces acides ont la propriété de se dédoubler en taurine ou en sucre de gélatine et en nouveaux acides non azotés. Chez l'homme, on trouve ainsi l'acide cholalique; mais chez les animaux, il existe des acides spéciaux comme l'acide hyocholalique chez le porc, chénocholalique chez l'oie et batracholalique chez les batraciens.

(1) Cyr, *Traité pratique des maladies du foie.* Paris, 1887, p. 34.

TABLEAU DE LA COMPOSITION DE LA BILE
D'APRÈS DIFFÉRENTS AUTEURS.

DÉSIGNATION.	FRERICHS		GORUP BESANEZ.				JACOBSEN.	CH. ROBIN.
	Homme de dix-huit ans mort par suite de chute.	Homme de vingt-deux ans mort par suite de blessures.	Homme de quarante-neuf ans. Exécution capitale.	Femme de vingt-neuf ans. Exécution capitale.	Homme de soixante-huit ans mort par suite de chute.	Garçon de douze ans mort par suite de blessures.	Bile humaine provenant d'une fistule.	Bile de l'homme.
Eau	860	859.2	822.7	898.1	908.7	828.1	077.4	916 à 820
Principes solides	140	140.8	177.3	101.9	91.3	171.9	22.6	84 à 180
Sels biliaires alcalins	72.2	91.4	107.9	56.5			11.8	56 à 106
Matières grasses	3.2	9.2	47.3	30.9	73.7	148	0.15	3.20 à 31
Cholestérine	1.6	2.6					0.56	0.62 à 2.66
Mucus et matières colorantes	26.6	20.8	22.1	14.5	17.6	23.9	»	4 à 30
Sels fixes	6.5	7.7	10.8	6.3	»	»	8.5	6 à 10

Je n'insisterai pas très longuement sur toutes les parties constituantes de la bile. Je laisserai tout d'abord de côté la cholestérine sur laquelle je me propose de revenir dans la prochaine leçon, lorsque je vous parlerai de la lithiase biliaire ; je n'insisterai pas non plus davantage sur les sels biliaires.

Des sels biliaires.

Vous savez qu'ils appartiennent à deux groupes de sels de soude, le taurocholéate et le glycocholéate de soude. Je vous ferai toutefois remarquer que c'est à ces sels de soude qu'est due l'alcalinité de la bile, alcalinité très intense, et cela à ce point que vous savez qu'il est d'usage populaire de se servir de la bile pour détacher les étoffes. Ce sont encore ces sels si alcalins, puisqu'ils renferment 90 pour 100 de soude, qui font que le milieu intestinal est alcalin et que la digestion intestinale tout entière se fait dans un pareil milieu. En effet, à partir de l'ampoule de Water, le contenu stomacal est neutralisé, et cela jusqu'à l'extrémité inférieure du tube digestif.

C'est encore cette alcalinité qui explique pourquoi je place le salol à la tête des médicaments qui combattent la putridité intestinale, parce que ce salicylate de phénol ne se décompose en acide phénique et en acide salicylique qu'en présence des alcalins. Enfin, en terminant, je dois vous rappeler que ces sels n'existent pas préformés dans le sang, et qu'on ne les trouve que dans la bile.

De la bilirubine.

Je m'étendrai un peu plus longtemps sur les matières colorantes de la bile. Cette matière colorante est constituée, comme vous le savez, par la bilirubine. Vous connaissez tous les réactions qui nous permettent de reconnaître la bilirubine dans les urines. Ces réactions sont au nombre de deux : l'une est obtenue par l'action de l'acide nitrique-nitreux sur l'urine; elle détermine une série de colorations du rouge au vert ; cette dernière seule est caractéristique. Pour l'obtenir, on emploie deux procédés : celui dit de Gubler, qui consiste à verser le long du vase, dans un verre conique contenant l'urine à examiner, l'acide nitrique-nitreux ; dans l'autre, qui me paraît préférable, on verse sur l'acide nitrique contenu dans un tube à expérience l'urine goutte à goutte.

La réaction par l'iode est aussi caractéristique, et je suis étonné de ne pas la voir signalée plus souvent dans les ouvrages, même classiques. En ajoutant quelques gouttes d'iode à une urine ictérique, on obtient une coloration vert émeraude des plus caractéristiques.

Dans les cas douteux, on a conseillé un procédé plus complexe, qui consiste à précipiter les pigments biliaires par du sulfate d'ammoniaque et à reprendre le précipité par un mélange d'alcool et de chloroforme, et l'on obtient alors par l'acide nitrique-nitreux les réactions caractéristiques.

Tandis que les sels biliaires sont un produit de sécrétion de la cellule hépatique, la bilirubine peut se produire en dehors du foie. On l'obtient en faisant subir à l'hémoglobine ou à l'hématine des modifications à l'aide de l'hydrogène naissant. D'ailleurs il suffit de mettre en rapport les deux formules de l'hématine et de la bilirubine, pour voir les nombreux points de contact que ces deux corps ont entre eux.

$$\underset{\text{Hématine.}}{C^{32}H^{32}Az^{4}O^{4}Fe''} + 2H^{2}O = \underset{\text{Bilirubine.}}{C^{32}H^{36}Az^{4}O^{6}} - Fe''$$

De l'urobiline.

Je ne puis laisser passer cette question des pigments biliaires sans vous parler de l'urobiline dont je vous ai déjà entretenus lors de ma leçon sur le foie antiseptique. Entre l'urobiline, la bilirubine et l'hémoglobine, les points de contact sont très nombreux, et l'on a pu obtenir l'urobiline de l'hémoglobine et de la bilirubine. Vous savez que cette urobiline dans les urines ne donne plus, avec l'acide nitrique-nitreux, la réaction de Gmelin, mais bien une coloration brun acajou ; c'était la caractéristique de l'ictère hémaphéique de Gubler.

Son origine.

De nombreuses discussions se sont élevées à propos de l'origine de cette urobiline. Vous les trouvez exposées avec beaucoup de soin et de méthode dans la thèse du docteur Paul Tissier (1). Nous avons d'abord la théorie pigmentaire qui veut que l'urobiline provienne soit de la résorption des épanchements de sang dans les tissus, les gens atteints d'hémorragie cérébrale présentant de l'urobiline dans les urines, soit de la présence des pigments biliaires dans l'économie ; on voit en effet, dans le cours des ictères chroniques, l'urobiline faire place à la bilirubine. La théorie hématique veut que l'urobiline, modification de l'hémoglobine et de l'hématine, se produise en dehors du foie ; c'est l'ancienne théorie de l'ictère hémaphéique de Gubler. Enfin, dans la troisième théorie, on veut que l'urobiline provienne exclusivement de la cellule hépatique, mais de la cellule hépatique malade. C'est la théorie qu'ont soutenue le professeur Hayem et son élève Paul Tissier. Tout en reconnaissant que c'est en effet dans la plupart des cas d'altération du foie que l'on trouve la présence de l'urobiline, il n'en est pas moins sûr que, dans certaines lésions du sang et dans certains cas d'hémorragie cérébrale, on puisse retrouver l'urobiline dans les urines, sans que pour cela les fonctions du foie aient été troublées.

Quoi qu'il en soit, toutes les fois que vous trouverez au spectroscope la raie caractéristique de l'urobiline, vous devrez examiner avec le plus grand soin le foie et soupçonner des lésions de la cellule hépatique.

Le foie est une glande.

On a longuement discuté pour savoir si le foie était une glande proprement dite, ou bien, au contraire, un organe d'excrétion. Entre les deux opinions extrêmes qui veulent, l'une que le foie ne fait que séparer du sang des matériaux préformés, et l'autre, au contraire, qui affirme que cet organe forme en entier la bile,

(1) Paul Tissier, *Essai sur la pathologie de la sécrétion biliaire* (Thèse de Paris, 1889).

il est une opinion mixte qui me paraît répondre très exactement aux assertions que j'ai formulées plus haut : c'est que le foie biliaire est à la fois une glande proprement dite et un organe d'excrétion.

Glande proprement dite, puisque nous retrouvons, dans la bile, les acides taurocholique et glycocholique, qui n'existent pas dans le sang ; organe excréteur, puisque, d'une part, les matières colorantes de la bile proviennent de la matière colorante du sang et que, d'autre part, cette bile renferme des produits toxiques.

Toxicité de la bile.

Cette toxicité de la bile qu'il me reste à examiner a été bien mise en lumière par les travaux de Bouchard. Bouchard, en comparant la toxicité de l'urine à la toxicité de la bile, a montré les faits suivants : c'est qu'à volumes égaux la bile est neuf fois plus toxique que l'urine, et que, dans des temps égaux, la sécrétion biliaire présente une toxicité six fois plus grande que la sécrétion urinaire. De telle sorte que, si l'on admettait que toute la sécrétion biliaire passât dans le sang, l'homme serait tué en huit heures, tandis que, s'il s'agissait de l'urine, il faudrait deux jours et quatre heures.

Dans l'ensemble des composés de la bile, c'est la bilirubine qui paraît la plus toxique ; elle tue, en injections intraveineuses, à la dose de 5 centigrammes par kilogramme de lapin. Je ferai remarquer que, dans les expériences de Prevost et Paul Binet, lorsqu'on se sert de la voie stomacale, cette toxicité est à peine appréciable, et l'on a pu donner à des animaux jusqu'à 40 grammes de bile sans produire d'accidents. Donc, le foie comme le rein est un organe d'excrétion des toxines de l'économie.

Bile aseptique.

Cependant, et c'est là un des points les plus intéressants, bien mis en lumière par les récents travaux de E. Dupré (1), la bile ne contient pas de microorganismes. Duclaux avait déjà signalé ce fait : à l'état normal, jamais les cultures faites avec de la bile ou bien l'examen lamellaire direct n'ont pu montrer les moindres traces d'organismes ; et cela est un fait qui *a priori* est curieux, lorsqu'on songe aux rapports si intimes qui existent entre les voies biliaires et le contenu de l'intestin qui renferme, lui au contraire, de très nombreux microbes. Il faut tirer de

(1) E. Dupré, *les Infections biliaires. Étude bactériologique et clinique* Thèse de doctorat 1891).

cette absence de microorganismes une conclusion importante : c'est que les épanchements de bile dans les séreuses ne peuvent déterminer aucun phénomène inflammatoire, lorsque la bile est saine, comme l'a démontré Dastre. Bien entendu, nous ne parlons ici que de l'état sain, car il existe, comme nous le verrons dans la prochaine leçon, des infections biliaires, et l'on trouve alors, dans la bile, des bactéries et des streptocoques, constituant alors ce que l'on a décrit sous le nom d'*infection biliaire*.

Propriétés de la bile.

Nous venons de voir que la bile ne contenait pas de microorganismes ; nous pouvons ajouter que c'est une substance antifermentescible, et c'est là un des rôles les plus importants que joue la bile dans les fonctions intestinales. Pour ne pas prolonger outre mesure cette leçon, je passerai très rapidement sur le rôle que joue la bile dans l'acte digestif, ne vous signalant que les points principaux de cette action.

La bile, vous ai-je dit, est un antifermentescible ; elle empêche la putréfaction des substances contenues dans l'intestin. Ceci est tellement vrai que, lorsque, par une cause ou par une autre, la bile cesse d'être versée dans le tube digestif, les matières fécales perdent leur odeur caractéristique et deviennent putrides.

La bile est, de plus, un lubrifiant ; elle permet au bol alimentaire de cheminer facilement dans toute l'étendue de l'intestin. Aussi sa suppression entraîne-t-elle la constipation.

La bile est, enfin, une substance alcaline. Je vous ai dit plus haut que c'était grâce à la soude biliaire que le contenu intestinal était alcalin. J'ajoute que l'acidité des matières fécales dépourvues de bile provoque les coliques si vives et si douloureuses qu'éprouvent certains ictériques par rétention biliaire. Enfin, c'est cette même alcalinité qui permet l'émulsionnement des graisses, et si la bile ne transforme pas les graisses comme le pancréas, elle ne les rend pas moins digestibles par leur émulsionnement. De là, l'amaigrissement si profond des malades atteints d'ictérie chronique par rétention.

Je vous ai dit que le foie biliaire était un organe d'excrétion comparable au rein ; cette comparaison peut être portée aussi du terrain de la physiologie sur celui de la clinique, et, de même que nous voyons l'insuffisance rénale déterminer un ensemble symptomatique grave auquel on attribue le nom générique d'*urémie*, de même la suppression de la sécrétion de la bile ou son passage en trop grande quantité dans le sang entraînent un syndrome clinique auquel on a donné le nom de *cholesterémie*, et où l'on voit apparaître des symptômes convulsifs et comateux analogues à ceux de l'urémie.

J'en ai fini avec cette longue leçon portant sur les considérations physiologiques du foie biliaire. Dans la prochaine conférence, j'examinerai devant vous quelles conclusions nous pouvons en tirer au point de vue de la clinique thérapeutique.

QUATRIÈME LEÇON

DU FOIE BILIAIRE (CONSIDÉRATIONS THÉRAPEUTIQUES).

Messieurs,

Dans la leçon précédente, nous avons étudié le foie au point de vue de la sécrétion de la bile, et fourni les données les plus récentes de la physiologie sur le foie biliaire. Je désire consacrer cette leçon aux conséquences thérapeutiques qui découlent des faits que je vous ai signalés.

Je ne veux pas aborder en entier les problèmes si nombreux que soulève la thérapeutique des voies biliaires, et je ne retiendrai que trois points importants de cette étude : d'une part, le traitement de la lithiase biliaire ; d'autre part, les considérations nouvelles qui se sont produites à propos des ictères, et en particulier des ictères infectieux ; enfin je vous dirai quelques mots des urticaires d'origine hépatique.

Traitement de la lithiase biliaire.

La question du traitement de la lithiase biliaire a fait l'objet de communications très intéressantes et très importantes au congrès qui s'est tenu, au mois d'avril 1891, à Wiesbaden. D'autre part, nous avons introduit, dans la thérapeutique de cette affection, un médicament nouveau, l'huile d'olive, et enfin la chirurgie, perfectionnant ses méthodes, prétend intervenir de plus en plus favorablement dans la cure de cette affection. C'est sur l'ensemble de ces données et sur les faits que vous avez pu observer vous-mêmes dans mon service, que je base l'exposé que je vais faire des nouveaux traitements de la lithiase biliaire.

Théories chimiques.

Dans son remarquable rapport au congrès de médecine interne des médecins de langue allemande (1), Naunyn, de Strasbourg, a montré sur quelles bases fragiles reposaient toutes les théories

(1) *Semaine médicale*, 8 avril 1891, p. 137.

chimiques que l'on a invoquées pour expliquer la précipitation de la cholestérine dans le liquide biliaire; on avait, en effet, soutenu que si la cholestérine, qui constitue la base des calculs biliaires, se précipitait dans la bile, cela résultait de l'augmentation du chiffre de cette substance. Il n'en est rien, car les expériences de Thomas ont montré que la cholestérine n'augmentait ni ne diminuait dans la bile et se maintenait à un taux presque constant, et cela malgré le genre d'alimentation.

Appartenant à la série grasse, l'augmentation de la cholestérine, pour bien des médecins, résultait d'une alimentation trop abondante en hydrocarbures, ou bien encore d'une combustion incomplète de ces hydrocarbures. Aussi, logiques avec cette idée, avaient-ils supprimé les graisses et les autres aliments hydrocarburés de l'alimentation des individus atteints de gravelle hépatique. Aujourd'hui, il faut absolument abandonner cette opinion, et nous verrons que s'il y a une hygiène alimentaire spéciale à imposer aux malades atteints de lithiase biliaire, elle doit être établie sur d'autres bases.

D'autres avaient invoqué, pour expliquer la précipitation de la cholestérine, des modifications survenues dans le liquide biliaire; c'est ainsi que Thudichum a soutenu que la décomposition de l'acide glycocholique en acide cholalique expliquait la mise en liberté de la cholestérine. D'autres avaient invoqué la présence de sels calcaires. Tous ces faits n'ont pas été vérifiés par l'expérience.

Il en est de même de l'opinion qui voulait faire dériver la cholestérine d'un fonctionnement exagéré de l'axe cérébro-spinal. Nous devons faire table rase de toutes ces théories et nous baser désormais sur les examens cliniques. Ces examens nous montrent deux grands faits, l'un qui a été mis bien en lumière par Naunyn : c'est que l'on trouve toujours, comme noyau des calculs, des débris épithéliaux provenant de la muqueuse des voies biliaires altérée ; l'autre fait qui, à mon sens, n'a pas été suffisamment caractérisé par Naunyn, c'est la stase de la bile dans la vésicule.

De l'angiocholite desquamative.

Examinons chacun de ces faits. La présence des débris épithéliaux comme noyaux des calculs est une preuve évidente que ces derniers se forment presque toujours à la suite d'une inflammation des conduits excréteurs de la bile, y compris la vésicule, inflammation à laquelle Naunyn donne le nom caractéristique d'*angiocholite desquamative*. D'où provient cette angiocholite ?

Elle résulte elle-même de la propagation de l'inflammation gastro-duodénale aux conduits excréteurs de la bile; on peut même ajouter à l'infection de ces conduits, et je reviendrai plus loin sur ce point à propos des ictères infectieux. Et cette inflammation gastro-duodénale, d'où provient-elle ? Elle résulte ou d'une alimentation trop abondante ou d'aliments irritants, ou bien encore d'aliments mal mastiqués, et l'hygiène alimentaire devra s'adresser aux différents points que je viens de vous signaler.

Causes diathésiques.

Cependant la clinique nous montre qu'en dehors de ces causes occasionnelles, la lithiase biliaire est une maladie héréditaire. Je crois en effet que, chez certaines personnes, on voit survenir cette angiocholite desquamative en dehors de toutes les causes que je viens de vous signaler. Ce serait alors une véritable affection diathésique très analogue à ces eczémas que l'on rencontre chez les arthritiques et qui apparaissent à certains moments de l'année. Il en serait de même pour le duodénum, qui serait alors le siège d'arthritides analogues aux affections cutanées dont je viens de vous parler. C'est ainsi qu'à mon sens on pourrait expliquer l'influence de l'hérédité et de la diathèse dans la production de la lithiase biliaire.

De la stase de la bile.

La stase de la bile dans la vésicule biliaire est une cause tout aussi importante des calculs biliaires que l'angiocholite desquamative; l'une complète l'autre. D'abord cette angiocholite empêche l'écoulement de la bile et permet, par suite, sa stase dans la vésicule. Le défaut d'exercice, et surtout le port du corset, en immobilisant le foie, explique pourquoi nous rencontrons si fréquemment la lithiase biliaire chez les femmes. Enfin, l'irrégularité des repas joue aussi un rôle dans cette rétention de la bile.

Hygiène alimentaire.

N'oubliez pas, en effet, qu'à l'état physiologique, à chaque mouvement inspiratoire nous abaissons le foie sur la masse intestinale, et que nous exerçons par cela même une pression plus ou moins énergique sur cette vésicule; et comme l'homme a une respiration costale inférieure et diaphragmatique, tandis que la femme a surtout une respiration costale supérieure, si vous ajoutez à ce mode de respirer l'usage du corset, vous comprendrez facilement la fréquence de la lithiase biliaire chez les femmes.

Quant aux repas, la physiologie nous montre que, deux heures après le repas, la vésicule tend à se vider.

C'est donc sur ces deux grandes bases, régime alimentaire et exercice approprié, que doit être établie désormais l'hygiène des malades atteints de lithiase biliaire.

Pour l'hygiène alimentaire, nous aurons à examiner successivement le choix des aliments, l'intervalle des repas et la durée de ceux-ci. Comme je vous l'ai dit tout à l'heure pour le choix des aliments, nous devons abandonner absolument la proscription jusqu'ici faite chez les calculeux hépatiques des aliments gras et hydrocarbonés. Vous permettrez ces aliments, sans cependant en exagérer la quantité. Mais vous défendrez absolument tous les aliments irritants, et comme la gastro-duodénite précède toujours l'angiocholite desquamative, cause des calculs, vous vous efforcerez de combattre les premiers symptômes de cette gastro-duodénite par une alimentation aussi simple que possible.

Du régime végétarien.

Vous trouverez les bases de cette alimentation dans le régime végétarien. N'oubliez pas, en effet, que cette inflammation duodénale succède à une acidité exagérée du suc gastrique, et que cette acidité est elle-même produite par l'abus d'un régime azoté. Vous proscrirez donc absolument les viandes et vous soumettrez vos malades à un régime composé d'œufs, de féculents, de légumes verts et de fruits, et si vous permettez les viandes, vous n'autoriserez que celles qui sont très cuites et gélatineuses.

En effet, à l'inflammation cause de cette angiocholite desquamative, il faut ajouter l'infection, c'est-à-dire la pénétration des microbes de l'intestin dans les voies biliaires. Les viandes putrescibles, comme le gibier, les poissons, les mollusques et les crustacés, étant un des facteurs de cette infection des voies biliaires, doivent être absolument proscrites.

Des boissons.

Quant aux boissons, il faut ici vous montrer aussi excessivement sévères dans leur ordonnance; l'alcool étant une des causes les plus fréquentes de la gastro-duodénite, il faut défendre toutes les boissons alcooliques et insister sur l'usage, soit de l'eau, soit du lait, et pour les malades qui ne peuvent supporter la suppression absolue de l'alcool, vous permettrez un peu de vin blanc coupé avec de l'eau, ou bien encore une cuillerée à café d'eau-de-vie de bonne qualité dans un verre d'eau.

Des eaux alcalines.

Les eaux alcalines, qui ont une action si favorable dans la cure de la lithiase biliaire, sont ici, bien entendu, pour ainsi dire obligatoires. On a longuement discuté sur l'action thérapeutique de ces eaux. Nous avons vu, dans la leçon précédente, que les eaux alcalines n'étaient pas des médicaments cholagogues; ce n'est donc pas par l'augmentation de la sécrétion biliaire que l'on peut expliquer leur action curatrice. A mon avis, leurs effets thérapeutiques doivent être attribués surtout au pouvoir qu'elles possèdent de diminuer la gastro-entérite, en abaissant l'acidité du suc gastrique. De plus, leur action générale sur la nutrition explique aussi leurs effets favorables.

Temps nécessaire aux repas.

Ce n'est pas tout que d'avoir prescrit le régime végétarien, l'abstinence des boissons alcooliques et l'usage des eaux alcalines, il faut encore exiger du malade qu'il consacre à ses repas un temps suffisant, de manière que la mastication puisse se faire complètement et lentement. Mialhe, il y a bien des années, avait soutenu cette opinion, que toutes les dyspepsies résultaient d'une mastication insuffisante. Sans aller jusque-là, on peut dire cependant que la présence d'aliments mal mastiqués est une des causes les plus fréquentes de la gastro-duodénite. Ceux-ci constituent de véritables corps étrangers qui irritent la région pylorique de l'estomac et la muqueuse du duodénum. Il en est de même de la trop grande quantité d'aliments; les gros mangeurs, qui avalent gloutonnement les aliments, sont très sujets à la gastrite. Il faut donc manger raisonnablement et mastiquer lentement.

Intervalle des repas.

Quant à l'intervalle des repas, il est nécessaire de les rapprocher, puisque nous savons que chacun des repas aide la vésicule biliaire à se vider. Donc, vous permettrez, outre le déjeuner et le dîner, que le malade prenne quelques aliments le matin en se levant, et l'après-midi vers trois heures, de manière à faire quatre repas par jour, deux grands et deux petits. Bien entendu, cette prescription ne s'applique qu'aux malades non dilatés de l'estomac, qui constituent, il faut bien le reconnaître, l'exception parmi les calculeux hépatiques.

On explique facilement, d'ailleurs, la présence de la lithiase biliaire chez les malades atteints de dilatation de l'estomac, parce que chez eux il y a souvent, outre de la gastrite, une irritation du duodénum, et que, très souvent, il existe de plus une infection des voies biliaires, toutes circonstances favorables au développement de l'angiocholite desquamative.

Voilà pour les prescriptions de l'hygiène alimentaire. Elles sont, comme vous voyez, presque toutes basées sur la connaissance de la gastro-duodénite et de l'angiocholite consécutive.

Quant au séjour de la bile, vous pouvez combattre cette seconde cause par différents moyens : les uns sont du domaine de la pharmacie proprement dite, les autres appartiennent à l'hygiène. Pour les premiers, ce sont les médicaments cholagogues que vous pourrez utiliser, et je vous recommande surtout, parmi ces derniers, deux médicaments : l'évonymin et le salicylate de soude.

Médicaments cholagogues.

J'ai été l'un des premiers à faire connaître l'action favorable de l'évonymin, et ces premières recherches sont consignées dans la thèse d'un de mes élèves, le docteur Davet (1).

Je vous ai fait connaître la formule que j'emploie ordinairement, formule que je reproduis ici :

℞ Evonymin	āā 10 centigrammes.
Savon médicinal	

Pour une pilule.

Je donne deux pilules semblables.

Le salicylate de soude est aussi un bon cholagogue, et j'administre souvent, chez les gens atteints de lithiase biliaire, une cuillerée à dessert, à la fin des repas, de la solution suivante :

℞ Salicylate de soude	15 grammes.
Eau	250 —

Le salol, uni au salicylate de bismuth, est aussi un cholagogue puissant; aussi pouvez-vous utiliser la formule de mes cachets antiseptiques intestinaux, qui est la suivante :

℞ Salol	āā 10 grammes.
Salicylate de bismuth	
Bicarbonate de soude	

En trente cachets médicamenteux.

Des laxatifs.

Les laxatifs jouent aussi un rôle important dans cette médication, que vous vous serviez du podophyllin ou du cascara, ou des eaux purgatives sulfatées sodiques, telles que Rubinat, Villacabras et Carabana.

Enfin, n'oubliez pas que les grandes irrigations rectales agis-

(1) G. Davet, *De quelques cholagogues nouveaux d'origine végétale* (Thèse de Paris, 1880).

sent comme cholagogues ; c'est la méthode de Krüll. Vous pourrez ici vous servir de l'entéroclysme et des solutions naphtolées dont je vous ai parlé dans la précédente leçon.

Puis arrivent les procédés hygiéniques ; nous avons dit que la respiration favorisait l'écoulement de la bile en abaissant le foie sur la masse intestinale, et par cela même en exerçant des pressions sur la vésicule. Il faut donc faire respirer largement vos malades, et vous pourrez obtenir ces larges inspirations en utilisant la gymnastique respiratoire. Un des procédés les plus simples de cette gymnastique consiste à faire compter à haute voix sans reprendre haleine.

Il est bien entendu que, chez les femmes, vous exigerez, ce qui est souvent bien difficile à obtenir, des corsets peu serrés ; chez les hommes, vous réclamerez la suppression des ceintures et le port des bretelles ; enfin les marches, les exercices du corps, en activant les mouvements respiratoires, sont de puissants adjuvants à cette médication.

Du massage.

Dans de pareils exercices, c'est un véritable massage de la vésicule qui se produit ; mais on peut, avec la main et en suivant les pratiques que je vous ai exposées dans mes leçons d'*Hygiène thérapeutique,* à propos de la massothérapie (1), pratiquer à l'aide du massage abdominal une pression directe sur le fond de la vésicule biliaire.

Enfin l'hydrothérapie, en donnant à l'ensemble musculaire une meilleure tonicité, doit être aussi conseillée dans ces cas.

Telles sont les grandes lignes que vous devez suivre dans la cure des calculeux biliaires ; mais vous savez que cette cure comporte deux grandes indications : s'opposer d'abord à la production des calculs, puis combattre non pas la sortie de ces calculs, mais les symptômes douloureux qui les accompagnent et dont l'ensemble constitue ce qu'on décrit sous le nom de *coliques hépatiques.*

Traitement des phénomènes douloureux.

J'ai accompli la première partie de ma tâche ; je vais maintenant m'occuper de la seconde, c'est-à-dire du traitement des phénomènes douloureux qui constituent la colique hépatique.

Je ne reviendrai pas sur tous les points de cette question que j'ai exposée en son entier dans ma *Clinique thérapeutique.* Il est désormais acquis que l'un des meilleurs moyens de combattre

(1) Dujardin-Beaumetz, *Hygiène thérapeutique*, 2e édit., p. 59.

ce spasme réflexe qui a pour origine l'irritation de la muqueuse des voies biliaires est l'injection de morphine. C'est dans ces cas que vous pourrez user de l'association de la morphine et de l'atropine, sous la forme suivante :

Injection de morphine.

℞ Chlorhydrate de morphine..............	0g,10
Sulfate d'atropine......................	0 ,01
Eau stérilisée..........................	20 ,00

On injecte une seringue entière de ce mélange.

Mais je veux vous entretenir tout particulièrement d'une médication nouvelle; je veux parler de l'huile d'olive.

Huile d'olive.

Ce sont les médecins homéopathes, auxquels, il faut bien le reconnaître, on doit la connaissance de quelques nouvelles médications, qui ont les premiers conseillé, il y a près de vingt ans, l'usage de l'huile à haute dose dans le traitement de la colique hépatique. Ils étaient en cela en partie fidèles à leur doctrine, puisqu'ils combattaient les calculs hépatiques constitués essentiellement par la cholestérine, corps gras, par un corps gras : *similia similibus*. Cependant notons qu'ils l'employaient à hautes doses, ce qui s'éloigne de la doctrine hannemanienne.

Des États-Unis, la méthode passa bientôt en Angleterre, et là, des médecins allopathes employèrent cette médication : ce furent Kennedy Thompson, Singleton Smith.

En France, ce n'est qu'après le travail de Touâtre, en 1887, que l'on commence à user de ce procédé, et Chauffard et Dupré en 1888 (1), Martial Durand en 1889 à Bordeaux (2), Huchard (3), Germain Sée (4), Marciguey (5), signalèrent tour à tour les bons effets de cette méthode.

Tous ces faits ont d'ailleurs été consignés dans un excellent travail d'un de mes élèves, le docteur Willemin, de Vichy (6), auquel j'emprunte les points les plus importants de cette étude.

Aujourd'hui, les faits sont assez nombreux pour que l'on puisse

(1) *Bulletin de la Société médicale des hôpitaux de Paris*, 24 octobre 1888.

(2) Martial Durand, Société médicale de Bordeaux, 25 janvier 1889.

(3) Huchard, *Revue de clinique et de thérapeutique*, 3 décembre 1890.

(4) G. Sée, *Médecine moderne*, 23 janvier, 11 septembre et 6 novembre 1890.

(5) Marciguey, *Revue de clinique et de thérapeutique*, 1889.

(6) Willemin, *Traitement de la colique hépatique par l'huile d'olive* (*Bulletin de thérapeutique*, t. CXX, 1891, p. 241 et 308).

affirmer que l'huile d'olive à hautes doses est un des meilleurs traitements des phénomènes douloureux déterminés par la présence des calculs. Elle arrête presque instantanément les douleurs aiguës et diminue considérablement la période pendant laquelle les malades présentent des douleurs sourdes, de l'abattement et du malaise.

Les insuccès constituent l'exception, et chose étrange, cette quantité d'huile est généralement bien supportée et les malades ne la vomissent pas. Je parle de quantité d'huile, il faut donner en une seule fois 200 grammes d'huile d'olive pure, et pour enlever son goût désagréable, il suffit de faire rincer la bouche du malade avec de l'eau additionnée d'eau-de-vie ou avec du jus d'orange.

Mode d'administration.

Dans mon service, à l'huile j'ai ajouté la bile, et à 200 grammes d'huile je joins 20 grammes de bile de bœuf. Ce mélange est légèrement amer, mais il est bien supporté par les malades et les résultats ont été les mêmes qu'avec l'huile, de sorte qu'il m'est difficile de faire la part de la bile dans ce cas. J'avais été conduit à employer la bile par les recherches de Prévot et Binet, qui ont montré que cette substance est un puissant cholagogue.

De l'extrait de fiel de bœuf.

Je dois vous rappeler, à propos de l'emploi de la bile dans le traitement de la lithiase biliaire, que Blanckaert, de Dunkerque (1), a conseillé l'année dernière les pilules d'extrait de fiel de bœuf dans la cure de cette affection ; il donne par jour trois pilules de 25 centigrammes d'extrait de fiel au déjeuner et au dîner, et il affirme que lorsque ce traitement est appliqué à la période prodromique des accès douloureux, il fait disparaître ces accès, et que dans l'intervalle des accès, ce même traitement maintient les malades à l'abri des récidives.

Nous ignorons encore le véritable mécanisme de l'action thérapeutique de cette huile. Touâtre avait soutenu que l'huile amenait toujours l'issue des calculs ; nous connaissons maintenant la cause de cette erreur : Touâtre confondait avec des calculs des concrétions huileuses résultant de la digestion incomplète de l'huile ingérée.

Il est difficile d'admettre que l'huile agisse directement sur les

(1) Blanckaert, *Action thérapeutique de l'extrait de fiel de bœuf dans la lithiase biliaire* (*Revue générale de clinique et de thérapeutique*, 1890).

calculs, car cette huile ne peut passer dans les conduits biliaires. Stewart a soutenu que l'huile se dédoublant en acide gras et glycérine, cette dernière déterminerait dans l'intestin des mouvements réflexes favorisant l'issue du calcul. D'autres, et en particulier Rosenberg, considèrent la bile comme un puissant cholagogue, et c'est cette action cholagogue qui expliquerait les effets favorables de l'huile.

Enfin, il est bon de faire intervenir l'action directe de l'huile sur l'orifice du canal cholédoque et sur la région duodénale correspondante qui tendrait à diminuer le spasme réflexe, cause première de la colique.

Pour moi, je suis prêt à adopter l'opinion de Willemin qui pense que l'huile à hautes doses agit de plusieurs façons : d'abord comme cholagogue, puis en diminuant l'action réflexe et enfin favorisant la descente du calcul dans l'intestin par son action laxative.

Quoi qu'il en soit, le nombre des faits favorables est aujourd'hui si considérable, qu'avant de recourir aux injections de morphine vous devez toujours faire prendre à vos malades atteints de coliques hépatiques 200 grammes en une seule fois d'huile d'olive additionnée ou non de fiel de bœuf.

Il me reste, pour terminer, à vous dire quelques mots de l'intervention chirurgicale dans les cas de lithiase biliaire.

Intervention chirurgicale.

Appuyée sur l'antisepsie et sur l'asepsie, la chirurgie abdominale a pris dans ces dernières années une extrême extension, et le foie a participé à ces progrès chirurgicaux. On a ouvert largement les abcès du foie, on a réséqué des portions de ce foie, on a même fixé le foie dans sa position normale; mais surtout on a pratiqué des opérations sur la vésicule biliaire et tantôt on a ouvert cette vésicule (c'est la cholécystotomie), tantôt on l'a complètement enlevée (c'est la cholécystectomie, beaucoup plus dangereuse que la précédente).

Les premières tentatives faites par Lawson Tait et Langenbuch se sont rapidement généralisées dans les divers pays, et, en France, les faits de Terrillon, de Terrier, de Routier, de Périer, sont assez démonstratifs pour que ces opérations sur les voies biliaires soient aujourd'hui entrées dans le domaine de la chirurgie courante.

Aussi toutes les fois que, soit par le fait du calcul, soit par une altération des conduits biliaires, il existe un obstacle pour ainsi dire insurmontable à l'écoulement de la bile et que cette dernière, accumulée dans la vésicule, la distend au point de constituer une tumeur qui est confondue quelquefois avec des kystes hydatiques, le devoir du médecin est de faire intervenir la chirurgie pour obtenir la cure définitive du malade, et cette intervention sera, dans l'immense majorité des cas, suivie de succès.

Je n'ai pas à vous dire comment doit être faite cette intervention; je vous renvoie aux traités spéciaux, et en particulier à l'excellent article que le docteur Terrillon a consacré à ce sujet dans le *Bulletin de thérapeutique* (1).

J'en ai fini avec ce que je voulais vous dire sur la thérapeutique de la lithiase biliaire, et j'aborde maintenant, en la résumant bien entendu, la question des ictères infectieux.

Des ictères infectieux.

Au chapitre déjà si étendu des ictères, s'est joint dans ces derniers temps une étude nouvelle, celle des ictères infectieux. Guidé par les nouvelles méthodes d'investigation instituées par Pasteur, on a cherché si la bile contenait ou non des micro-organismes et par quelles voies pouvaient pénétrer ces micro-organismes; on a établi la symptomatologie clinique de cette infection hépatique, le syndrome clinique qui en résultait, et l'on est arrivé à des conclusions qui intéressent à la fois et la clinique et la thérapeutique. Vous trouverez tous ces faits exposés en leur entier dans une thèse fort remarquable due au docteur Ernest Dupré (2).

La bile est, à l'état normal, dépourvue de microbes et cela malgré la présence de nombreux micro-organismes pathogènes contenus pour ainsi dire à l'état permanent dans le duodénum et même jusque dans l'ampoule de Vater. Mais à l'état pathologique, la barrière est franchie et la bile est alors infectée par de nombreux microbes pathogènes.

Voies d'infection.

Cette infection peut se faire, comme le remarque Dupré, par cinq voies : la voie lymphatique, la voie artérielle, les deux voies veineuses (porte et sus-hépatique) et la voie biliaire.

L'infection par la voie lymphatique est extrêmement rare. Quant à l'infection par la voie artérielle, c'est celle qui se produit

(1) Terrillon, *Chirurgie du foie* (*Bulletin de thérapeutique*, t. CXX, 1891, p. 108).

(2) E. Dupré, *les Infections biliaires*; étude bactériologique et clinique (Thèse de Paris, 1891).

à la suite des pyohémies généralisées ; c'est la cause des abcès du foie, si fréquents dans l'infection purulente.

L'infection par la veine porte est la cause des abcès de la dysenterie. Quant à celle par les voies sus-hépatiques, elle est très rare ; cependant Widal, Achalme et Claisse en auraient observé certains cas.

Reste l'infection par la voie biliaire, qui est de beaucoup la plus intéressante et seule doit nous occuper. Dupré a classé les infections biliaires en primitives et secondaires et le tableau que je lui emprunte résume fort bien la division qu'il a adoptée.

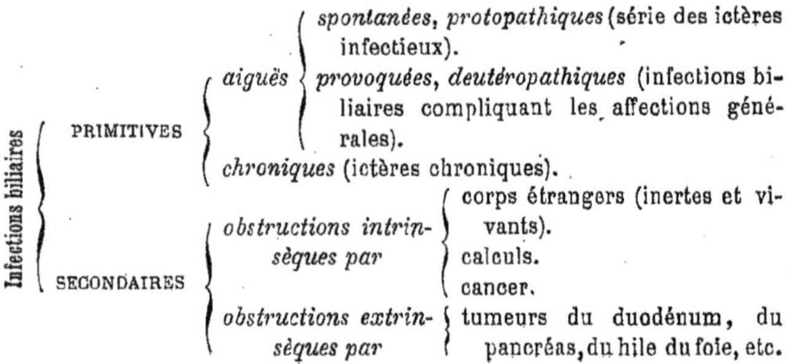
Infections biliaires
PRIMITIVES
aiguës
spontanées, protopathiques (série des ictères infectieux).
provoquées, deutéropathiques (infections biliaires compliquant les affections générales).
chroniques (ictères chroniques).
SECONDAIRES
obstructions intrinsèques par
corps étrangers (inertes et vivants).
calculs.
cancer.
obstructions extrinsèques par
tumeurs du duodénum, du pancréas, du hile du foie, etc.

Je ne veux pas entrer dans le détail symptomatique de tous ces ictères, mais je dois vous signaler cependant une forme aiguë primitive que l'on décrit aujourd'hui sous le nom de maladie de Weil, et que d'ailleurs vous trouverez bien décrite dans un beau travail de Lancereaux (1), et cela bien avant la publication du docteur Weil (2) qui a eu lieu en 1886, tandis que le travail de Lancereaux date de 1882.

Symptômes de l'infection. Qu'elle soit primitive ou secondaire, l'infection biliaire se traduit par un ensemble symptomatique dont la fièvre est un des caractères les plus constants.

Cette fièvre est tantôt rémittente, tantôt franchement intermittente, et elle offre alors les trois stades de la fièvre intermittente palustre. Ces accès mêmes peuvent prendre la forme grave

(1) Lancereaux, *Des ictères graves et des hépatites parenchymateuses.* Leçon de la Pitié (*Revue de médecine*, 1882).

(2) Weil (Heidelberg), *Ueber eine Eigenthümliche mit Melz tumor, Icteries und Nephrites einhergende acute infections Krankheit* (*Deutsch und Klinische Medicin*, 1886, Band XXXIV, p. 209).

et pernicieuse, et le malade succombe pendant l'un de ces accès.

Contre ces ictères infectieux, quelle qu'en soit l'origine, la thérapeutique n'est pas désarmée. Elle doit surtout s'adresser à la médication antiseptique, et c'est ici le triomphe du salol, du salicylate de bismuth, des lavages intestinaux naphtolés et d'un régime alimentaire approprié dont le lait doit faire la base presque exclusive.

N'oubliez pas en effet que l'on tire un pronostic favorable chez ces malades de l'abondance des urines. Plus le chiffre des urines émises en vingt-quatre heures est élevé, plus les chances de guérison sont grandes, et cette action diurétique, vous l'obtiendrez en usant exclusivement du lait.

Si je n'entre pas plus avant dans le détail de cette médication antiseptique, c'est qu'elle est absolument comparable à celle que j'ai exposée.

Cependant il est un médicament qui doit occuper une place importante dans le traitement de ces ictères infectieux : c'est le calomel. Dans la leçon précédente, je vous ai montré que, sur le terrain expérimental, le calomel n'était pas un médicament cholagogue, et les expériences de Prévost et Binet confirment entièrement celles de Rhuterford et de Vignal. Ces derniers avaient proposé de substituer le bichlorure de mercure au protochlorure. Mais, d'après les expérimentateurs genevois, les deux sels de mercure ne peuvent pas être considérés comme des médicaments cholagogues. Du calomel.

Cependant la clinique a montré tous les bénéfices qu'on pouvait tirer du calomel dans certaines affections hépatiques, et dans quelques pays, en Angleterre par exemple, ce médicament est d'un usage courant. Je crois que l'on doit expliquer les bons effets du calomel dans le traitement des affections hépatiques par ses propriétés antiseptiques. C'est un puissant microbicide, et l'on comprend que dans les affections hépatiques infectieuses, secondaires à des affections intestinales, ce médicament puisse rendre de grands services. Le docteur Sacharjin a beaucoup vanté l'emploi du calomel dans ce cas ; il l'utilise à doses fractionnées en donnant 1 centigramme sept fois par jour (1). Cependant j'use avec une extrême modération du calomel, et cela

(1) *Sur l'emploi du calomel dans les affections des voies biliaires*, par le prof. Sacharjin (*Berliner Klin. Wochenschrift*, 1891, n° 25, p. 604).

parce que j'ai vu bien des malades éprouver des phénomènes d'hydrargyrisme à la suite de son administration.

Vous savez qu'il est démontré aujourd'hui d'une façon à peu près positive que la transformation du calomel en bichlorure sous l'influence des aliments contenant du chlorure de sodium est beaucoup plus difficile à se produire qu'on ne le croyait. Aussi nous n'avons pas à redouter l'usage des aliments salés pendant l'administration du calomel. Bien entendu ce sont des doses massives de 50 centigrammes à 1 gramme que vous devez administrer, en ayant soin de surveiller toujours avec grand soin l'état des gencives de vos malades. Il faudra cesser le médicament dès qu'apparaîtront les moindres symptômes de gingivite.

Et il me reste, pour terminer cette trop longue leçon, à vous dire quelques mots des urticaires d'origine hépatique.

Des urticaires d'origine hépatique.

Vous connaissez tous les urticaires d'origine alimentaire dont le type le plus intense est celui qu'on observe à la suite de l'absorption de certaines moules ou huîtres. Dans ces cas, on a soutenu que ces urticaires étaient produits par une substance toxique contenue dans le foie de ces mollusques, toxine que Brieger a isolée et à laquelle il a donné le nom de *mitylotoxine*.

Vous savez aussi qu'on voit survenir ces mêmes phénomènes d'intoxication à la suite de ponctions de kystes hydatiques, et il est probable que c'est une autre toxine non encore isolée qui produit cette urticaire.

Le même phénomène se produit aux périodes de convalescence des ictères infectieux, et en particulier des ictères par rétention devenus infectieux. Au moment où la bile est de nouveau versée dans l'intestin, on voit survenir des éruptions d'urticaire d'une grande intensité. Ces urticaires durent un certain temps en s'atténuant de plus en plus pour disparaître complètement lorsque l'individu revient tout à fait à la santé.

J'explique ces ictères particuliers de la façon suivante : il est probable que la bile retenue dans le foie infecté en est le point de départ. Cette bile contient un grand nombre de microbes et de toxines, microbes et toxines analogues à ceux qui se développent dans le foie des mollusques. Cette bile, qui est versée en abondance à la surface de l'intestin au moment où l'obstacle est levé, est absorbée et détermine alors des phénomènes d'intoxication dont l'éruption ortiée n'est qu'une manifestation.

Ici encore la seule thérapeutique applicable est l'antisepsie intestinale, qui s'adresse non seulement à ces urticaires consécutifs aux ictères infectieux, mais à la plupart de ces urticaires, qui sont dans la majorité des cas des éruptions pathogénétiques, comme disait Bazin, c'est-à-dire qui sont sous la dépendance d'une intoxication soit médicamenteuse, soit le plus souvent alimentaire. Aujourd'hui, les médecins de l'école de l'hôpital Saint-Louis vont même, dans les urticaires très intenses, quelle qu'en soit l'origine, jusqu'à prescrire le régime lacté exclusif.

Telles sont les considérations que je voulais vous soumettre au sujet du foie biliaire; j'espère que vous en tirerez quelque profit. Les affections hépatiques sont nombreuses et vous trouverez dans les développements dans lesquels je suis entré des indications pratiques pour la cure de ces affections. J'étudierai dans la prochaine leçon le foie glycogène.

CINQUIÈME LEÇON

DU FOIE GLYCOGÈNE (CONSIDÉRATIONS PHYSIOLOGIQUES).

MESSIEURS,

Dans les leçons précédentes, nous avons étudié le foie comme agent de destruction des poisons organiques, puis le foie considéré comme glande sécrétant la bile ; je vais aujourd'hui aborder l'étude si intéressante du foie producteur du glycose, du foie glycogène.

Vous verrez que, malgré les nombreux travaux qui ont été entrepris sur ce point et qui semblaient donner, dans ces derniers temps, complètement raison à Claude Bernard qui, le premier, avait découvert les fonctions glycogéniques de la glande hépatique, vous verrez, dis-je, que cette question est de nouveau remise à l'étude par suite de la découverte d'une glycosurie d'origine pancréatique. Il semble donc qu'à mesure que nos méthodes d'investigation se perfectionnent, la solution de ce grave problème de physiologie et de clinique thérapeutique s'éloigne de plus en plus.

Fonctions glycogéniques du foie.

C'est en 1848 que Claude Bernard fit connaître ses premières expériences, expériences qu'il poursuivit pendant de longues années, et l'on peut dire que l'ensemble de ces travaux constitue une œuvre admirable et l'un des plus beaux titres de gloire de l'illustre physiologiste. Je connais peu de conclusions plus logiquement déduites, de déductions plus ingénieuses et plus vraies que celles qui découlent des innombrables recherches faites par Claude Bernard, et pour tous ceux qui voudraient connaître les nouvelles méthodes scientifiques ouvertes par la physiologie, je ne sais pas de travail plus saisissant que celui de Claude Bernard (1).

(1) Cl. Bernard, *Nouvelle fonction du foie considéré comme organe de*

C'était, en effet, sur un ensemble de preuves démonstratives que ce dernier avait établi la fonction glycogénique du foie. Il commence d'abord par analyser le tissu hépatique et y constate la présence du sucre à la dose de 1 à 2 pour 100, puis il analyse le sang qui pénètre dans le foie et celui qui en sort, et il trouve alors que, tandis que le sang de la veine porte ne renferme pas de glycose, celui des veines sus-hépatiques en renferme toujours; il montre alors que c'est un corps spécial contenu dans le foie qui fournit ce sucre, et que cette substance persiste après la mort, et la preuve qu'il en donne est péremptoire : elle consiste à prendre le foie et à faire passer un courant d'eau à travers son tissu; cette eau se charge en effet de glycose.

Du glycogène. Claude Bernard donne alors le nom de glycogène à cette substance particulière, qu'il isole en 1857. Ce glycogène est isomère de l'amidon; il a pour formule $(C^6H^{10}O^5)^6+H^2O$. Cette formule est celle de l'inuline et de l'amylo-dextrine. Cette analogie lui a fait donner le nom d'*amidon animal;* on l'a aussi appelé hépatine ou bernardine. On peut l'isoler comme vous savez, et alors on obtient une poudre blanche qui se gonfle sous l'eau comme de l'empois. Ce corps, en présence des diastases et des ferments, se transforme en achroodextrine et en maltose.

Ce glycogène est en quantité variable dans le tissu hépatique; on en compte de 13 à 17 pour 100; mais n'oubliez pas que ce n'est pas là son siège exclusif et qu'on en retrouve dans les muscles, dans les globules blancs et dans les tissus embryonnaires.

Du ferment hépatique. Mais à cet amidon animal, il faut un ferment. Ce ferment se trouverait dans les cellules hépatiques, et Claude Bernard l'a encore isolé par l'alcool.

Comme vous le voyez, on peut donc diviser cette production du sucre dans le foie en deux actes, comme le font très bien remarquer Viault et Jolyet (1) : un acte amylogène où se fabri-

la matière sucrée. Paris, 1853; *Leçons de physiologie expérimentale,* t. I; *Leçons sur les substances toxiques et médicamenteuses; Leçons sur les propriétés physiologiques et les altérations pathologiques des liquides de l'organisme; Leçons sur la physiologie et la pathologie du système nerveux; Leçons sur la glycogénie* (*Revue scientifique,* 1872); *Critique expérimentale sur la formation du sucre dans le sang et sur la fonction de la glycémie physiologique* (*Comptes rendus de l'Académie des sciences,* avril 1876); *Leçons sur le diabète et la glycogénie animale,* 1877.

(1) Viault et Jolyet, *Traité élémentaire de physiologie humaine.* Paris, 1889, p. 196.

que le glycogène aux dépens des glycoses et des peptones absorbées, et un acte glycogène qui résulte de la transformation de l'amidon animal aïnsi accumulé dans le foie en glycose. Ces deux actes ont pour but de maintenir dans le sang une quantité donnée de sucre que l'on peut fixer à 1 ou 2 grammes pour 1000, sucre qui est brûlé dans les différents actes de la vie et dont la combustion sert à maintenir la température animale.

Fonction du foie, son rôle régulateur.

Le foie joue pour ainsi dire le rôle de régulateur dans cette fonction glycogénique ; il emmagasine la glycose sous forme de glycogène, pour le verser dans le sang à un moment donné, lorsque celui-ci fait défaut. Mais quand la quantité de sucre dans le sang devient plus considérable, lorsqu'il y a hyperglycémie et que le chiffre de 2g,50 pour 1000 est atteint, ce sucre passe dans les urines et l'on constate de la glycosurie.

Où se passent ces deux actes physiologiques, l'acte amylogène et l'acte glycogène? Dans la cellule hépatique elle-même, et lorsque celle-ci est détruite, cette double fonction disparaît, et je vous montrerai par la suite quelles conclusions nous devons tirer de ce fait, au point de vue de la pathogénie du diabète.

Il ne suffisait pas à Claude Bernard d'avoir montré, par l'enchaînement de ses travaux, le rôle glycogénique du foie; il étudia les influences qui modifiaient cette fonction glycogénique, et il apporta dans ses recherches cette admirable méthode scientifique qui a illustré la plupart de ses travaux. Et ce sont ces influences sur lesquelles je vais maintenant insister, car elles sont, pour nous qui nous plaçons au point de vue clinique, le point le plus important de cette question physiologique.

En effet, selon que les fonctions glycogéniques du foie seront augmentées ou que la combustion de la glycose versée dans le sang sera diminuée, nous verrons se produire de l'hyperglycémie, et le chiffre de 2g,50 pour 1000 étant dépassé, nous constaterons alors la glycosurie, c'est-à-dire un état pathologique qu'il nous faudra combattre.

Influence du système nerveux.

Une des influences les plus prédominantes est celle du système nerveux. Claude Bernard montra qu'il existait au niveau du plancher du quatrième ventricule un point qui régit cette fonction glycogénique, et l'on peut déterminer chez les animaux, par la piqûre de ce quatrième ventricule, une glycosurie expérimentale. C'était, avant la connaissance du diabète pancréatique, le seul procédé que nous mettions en usage dans nos laboratoires

Lésions du quatrième ventricule.

pour développer expérimentalement la glycosurie chez les animaux. Malheureusement, cette expérience ne peut fournir aucune donnée au point de vue thérapeutique, parce que la glycosurie ainsi déterminée chez les animaux n'est que passagère, l'animal guérissant au bout de quelques jours.

Nous n'avons pas une explication très nette de cette action des lésions du plancher du quatrième ventricule sur les fonctions glycogéniques du foie; mais cette action existe réellement, si l'on s'en rapporte à une expérience de Winogradoff, puisque chez les grenouilles privées de foie, la lésion nerveuse ne détermine pas de glycosurie. Il est probable que c'est en modifiant les fonctions de la cellule hépatique elle-même et les conditions de nutrition qui les régissent qu'agissent ces lésions du système nerveux.

Quoi qu'il en soit, la clinique a pris acte de ces expériences et vous verrez combien est grande l'influence du système nerveux dans la production du diabète. Il est même des diabètes dont la cause efficiente est un traumatisme portant sur l'encéphale, de telle sorte qu'on a pu créer un groupe de diabétiques ou de glycosuriques d'origine nerveuse.

Nous avons dit, tout à l'heure, que le foie était le régulateur de la glycémie physiologique, et que c'était grâce à lui que le taux de glycose dans le sang se maintient à 2 grammes pour 1000. Mais deux circonstances peuvent modifier cet équilibre: c'est lorsque le foie produit trop de sucre ou lorsque l'économie n'en brûle pas assez.

Dans le premier groupe se trouve ce qu'on a décrit sous le nom de *glycosurie alimentaire.*

L'homme ou l'animal absorbe des quantités trop considérables de glycose, et il y a de l'hyperglycémie alimentaire; je vous ferai remarquer toutefois combien il est difficile chez un animal parfaitement sain de produire cette hyperglycémie.

Glycosurie alimentaire.

Dans des expériences que j'ai faites à propos des propriétés diurétiques des glycoses, expériences que vous trouverez consignées dans la thèse d'une de mes élèves, Mme le docteur Sophie Meilach, il a fallu donner à des lapins 70 grammes de sucre par kilogramme du poids du corps pour obtenir de la glycosurie alimentaire (1).

(1) S. Meilach, *les Sucres comme diurétiques* (Thèse de Paris, 1889).

Quoi qu'il en soit, chez l'homme, cette glycosurie se produit sous l'influence de certaines prédispositions, et nous voyons là une cause très fréquente de l'hyperglycémie.

Glycosurie par défaut de combustion.

Lorsqu'on soumet les animaux à la diète prolongée, on supprime la fonction glycogénique du foie. C'est là un fait qui rentre dans ce groupe des glycosuries alimentaires et qui les confirme.

Dans d'autres circonstances, c'est parce que le sucre n'est pas comburé dans l'économie que se produit l'hyperglycémie. C'est ainsi que l'asphyxie détermine le passage du sucre dans les urines ; c'est ainsi aussi que l'on explique la glycosurie produite par les empoisonnements. Nous pensons, en effet, que la glycosurie qu'on a observée à la suite de l'administration de l'éther, du chloroforme et de certains médicaments tels que les mercuriaux, la morphine, le chloral, etc., est due à ce que ces médicaments modifient le liquide sanguin, empêchent la destruction du sucre et constituent ainsi des causes d'hyperglycémie toxique.

Parmi les médicaments qui déterminent cette hyperglycémie toxique, il faut citer la phloridzine dont l'action a surtout été étudiée par Méring. Cette phloridzine, introduite en injections sous-cutanées ou par l'estomac, détermine chez les animaux une glycosurie énergique qui se maintient tant qu'on administre ce médicament. Cependant il faut faire remarquer que c'est ici un diabète expérimental, qui peut se produire en dehors de l'action hépatique, puisque la grenouille, même privée de foie, devient diabétique sous l'influence de ce médicament. Il est probable que la phloridzine, qui est un glucoside qu'on retire de l'écorce des racines de certains arbres fruitiers, tels que le poirier, le pommier, le cerisier, se transforme directement dans l'économie en glycose, sans pour cela faire intervenir l'action du foie ou du pancréas. Cette question de l'hyperglycémie toxique me permet d'aborder maintenant l'étude du diabète pancréatique.

Je vous ai montré que le foie versait dans le sang une quantité de glycose donnée ; cette quantité serait très élevée si l'on s'en rapporte aux chiffres de Bouchard, qui l'estime à près de 2 kilogrammes, soit 1k,850 dans les vingt-quatre heures.

Du pouvoir glycolitique du sang.

Ces deux kilogrammes de glycose sont brûlés par la respiration et par l'activité musculaire, mais ils seraient aussi détruits par le sang, et l'on donnerait à ce pouvoir destructeur de la glycose dans le sang le nom de *pouvoir glycolitique*. C'est à ce sujet que Lépine et ses élèves, Artaud et Barral, ont fait une série de communications, dont la première date du 29 décembre 1889, et qui toutes ont montré ce pouvoir destructeur du sucre que possède le sang (1).

Ils se sont efforcés de montrer que cette action glycolitique était due à un ferment localisé dans les globules, et que ce ferment était sécrété par le pancréas, ce qui expliquerait le diabète dit pancréatique.

Du diabète pancréatique.

En 1877, en effet, dans une communication faite le 13 novembre à l'Académie, notre collègue et ami Lancereaux montra que les diabètes graves auxquels on donne le nom de *diabètes maigres* s'accompagnaient de lésions pancréatiques plus ou moins prononcées ; la fréquence de ces altérations dans les cas de diabète grave était telle qu'on pouvait attribuer à ces affections le nom de *diabète pancréatique.*

Dans sa communication, Lancereaux signalait les faits connus d'altération du pancréas s'accompagnant de glycosurie, et il montrait que la première de ces observations remontait à 1789 et était due à Cowley (2).

Ce fait, tout d'anatomie pathologique, fut vérifié par la suite, et vous trouverez ces résultats exposés surtout dans la thèse d'un élève de Lancereaux, le docteur Lapierre, parue en 1879 (3).

En 1881, Baumel (de Montpellier) a publié des observations de diabète maigre et même de diabète gras avec lésions du pancréas (4).

Ce diabète pancréatique, que la clinique venait d'établir, fut confirmé par l'expérimentation en 1889, par von Mehring et Minkowski (5) qui, en étudiant les fonctions du pancréas, mon-

(1) Lépine, *Lyon médical*, décembre 1889 ; *Semaine médicale*, 1890, p. 182 et 221 ; *Revue scientifique*, 28 février 1890. — Lépine et Barral, *Compte rendu de l'Académie des sciences*, 23 juin 1890, 23 février 1891, 20 juillet 1891 ; Congrès de Marseille, 1891.

(2) Lancereaux, *Notes et réflexions à propos de deux cas de diabète sucré avec altérations du pancréas* (Académie de médecine, 13 novembre 1877). — Cowley, *Journal de médecine et de chirurgie*, 1789.

(3) Lapierre, Thèse de Paris, 1879.

(4) Baumel, *Pancréas et diabète* (*Montpellier médical*, novembre 1881, janvier et mai 1882). — *Un mot d'historique sur le diabète sucré; sa théorie pancréatique* (Académie des lettres et sciences de Montpellier, juin 1891).

(5) Von Mehring et Minkowski, *Archiv für Experimentelle Pathologie und Pharmakologie*, 1891.

trèrent les premiers que l'extirpation totale du pancréas entraînait, chez les animaux, un diabète sucré d'une haute gravité. Mais ce diabète expérimental, au lieu d'être passager comme celui provoqué par les lésions du système nerveux, était durable et entraînait la mort des animaux.

Recherches expérimentales.

Bien des années auparavant on avait déjà fait des tentatives expérimentales sur le pancréas, et je puis vous rappeler celles de Claude Bernard en 1856, de Bérard et Collin en 1858, de Schiff en 1872, de Klebs en 1873, de Feinkler en 1879, de Senn en 1888 et de Martinotti la même année; mais ces expériences avaient donné des résultats contradictoires, et cela par suite de la difficulté de l'opération, des désordres qu'elle produit et de la mort rapide des animaux ainsi opérés.

Cependant je dois rappeler que Bouchardat et Sandras, dans leurs premières études sur le pancréas, avaient signalé ce fait intéressant, que chez les animaux qu'on prive de leur pancréas, il survenait des phénomènes d'inanition et qu'ils devenaient voraces et s'amaigrissaient rapidement.

Les expériences de von Mehring et de Minkowski montrèrent le fait expérimental sans en chercher l'explication. Depuis, ces expériences ont été souvent renouvelées, et je signalerai les expériences faites, en 1890, par Hédon (de Montpellier), qui pratiqua vingt-trois fois l'extirpation totale du pancréas. Dans les dix premières expériences, l'opération amena la mort des animaux. Mais quand il eut fait l'opération en deux temps, c'est-à-dire quand on a le soin de détruire la tête du pancréas par une première opération, et que huit jours après on procède à l'extirpation de la portion restante, il obtint la survie de l'animal, et dans tous ces cas il constata un diabète constant et durable.

Les animaux deviennent voraces, ils sont très altérés et maigrissent avec une extrême rapidité et récemment encore Lancereaux (1) montrait à l'Académie un chien auquel son interne, Thiroloix, avait pratiqué l'ablation totale du pancréas et qui présentait tous les symptômes décrits par von Mehring, Minkowski et Hédon (2).

Donc, contrairement à l'opinion de certains expérimentateurs,

(1) Lancereaux, *Diabète pancréatique* (Académie de médecine, séance du 29 septembre 1891).

(2) Hédon, *Archives de médecine expérimentale*, 1891.

et en particulier de Réali et de Renzi, il est acquis que l'extirpation totale du pancréas chez les animaux produit un diabète durable et mortel, et s'il y a eu des divergences parmi les expérimentateurs sur les résultats obtenus, c'est qu'il faut que l'extirpation de la glande soit totale, l'extirpation partielle ne produisant pas ce diabète.

Restait maintenant à expliquer ces résultats ; c'est ce qu'ont fait Lépine, Barral, Arnaud, en invoquant le pouvoir glycolitique du sang.

Aujourd'hui, en se basant sur les expériences de Lépine, sur celles de Gley et sur celles de Hedon, on est conduit à penser que le pancréas est une glande vasculaire et qu'elle verse non pas par le canal pancréatique, mais bien dans le réseau vasculaire un ferment spécial qui donne au sang le pouvoir de détruire le sucre qui y est contenu.

Je dis que c'est encore une hypothèse, car si l'on s'en rapporte aux très nombreuses expériences entreprises l'année dernière sur ce point, on voit qu'elles sont souvent contradictoires, et ceci résulte des difficultés expérimentales que présente l'ablation totale du pancréas chez les animaux et des désordres qui en sont la conséquence. Car on a pu se demander si, dans de pareils délabrements, le diabète n'était pas la conséquence des lésions nombreuses qu'on fait subir au plexus cœliaque qui entoure le pancréas, ou encore si les troubles de nutrition ne dépendaient pas de la suppression du suc pancréatique qui entraîne chez les animaux un amaigrissement très rapide.

Quoi qu'il en soit, au foie, qui depuis la découverte de Claude Bernard réglait la glycémie physiologique, il faut joindre désormais le pancréas, et tandis que le foie verserait dans le sang la glycose nécessaire à maintenir la glycémie à un taux constant, le pancréas, par le ferment qu'il verse dans le sang, détruirait une certaine quantité de cette glycose, et lorsque ce ferment ne serait plus sécrété, il surviendrait, par le fait de cette suppression, une hyperglycémie amenant de la glycosurie. En un mot, comme on le voit, les fonctions glycogéniques du foie seraient complétées par le pouvoir destructeur du pancréas.

N'y a-t-il que le foie comme organe glycogène dans l'économie? Assurément non, et, au foie, il faut joindre d'autres organes comme les muscles de l'embryon, qui renfermeraient, d'après Claude Bernard et Nasse, une substance glycogène analogue à celle du foie et qui constituerait la glycogénie embryonnaire. Même pour Rouget, Pavy, Noroschiloff, chez l'adulte on retrouverait ce glycogène dans plusieurs tissus.

Glycogénie embryonnaire.

Enfin à l'état physiologique, pendant la lactation, les femelles des mammifères sécrètent un sucre particulier, la lactose, qui constituerait une glycogénie mammaire, et ceci proviendrait d'un glycogène spécial, qui serait fabriqué par l'épithélium des glandes mammaires sur lequel agiraient les principes albuminoïdes du sang.

Glycogénie mammaire.

Ainsi donc, en résumé, il existerait, au point de vue physiologique, trois glycogénies : une glycogénie embryonnaire, une glycogénie mammaire et une glycogénie hépatique, cette dernière réglée en partie par le pancréas.

Les deux premières seraient passagères, l'une existant pendant la vie embryonnaire avant la formation du foie, l'autre chez la femme et les femelles des mammifères pendant la lactation ; la troisième, au contraire, présiderait à cette grande fonction de la glycémie physiologique. C'est cette dernière que nous allons invoquer pour expliquer l'hyperglycémie qui entraîne une glycosurie plus ou moins persistante; c'est ce qu'on a appelé les théories du diabète.

De la glycosurie et du diabète.

Vous me voyez employer alternativement dans cette leçon les mots de diabète et de glycosurie ; c'est que, pour ma part, je crois bien difficile de séparer le diabète de la glycosurie. On a bien affirmé que la glycosurie n'était qu'un symptôme passager qui pouvait même être un état presque physiologique, tandis qu'au contraire le diabète s'appliquerait à un état pathologique, à une véritable maladie générale.

C'est bien plutôt là une discussion scolastique et théorique que vraiment clinique ; je continuerai donc à attribuer ces deux noms à cet état particulier caractérisé essentiellement par la présence de la glycose dans les urines, et j'aborderai l'étude de ces théories du diabète en commençant par le diabète dit pancréatique.

Des théories du diabète.

Je serai très bref sur ce point, et cela pour les raisons suivantes : c'est que nous connaissons encore mal le diabète pancréatique. Si l'on est en droit de penser que le diabète pancréatique est toujours un diabète grave, le diabète maigre d'autrefois, on n'est pas en droit d'affirmer ce fait, car il existe des diabètes maigres mortels, dans lesquels on n'a constaté aucune lésion du pancréas et, pour ma part, j'ai observé un de ces faits récemment dans mon service de l'hôpital Cochin : chez un malade qui a succombé à un diabète maigre, il nous a été impossible de trouver une lésion appréciable du pancréas.

D'autre part, il y a des diabètes gras avec lésions pancréatiques ; Baumel en aurait observé un cas. Enfin, quand on se reporte aux très nombreuses observations où l'on a noté les lésions pancréatiques, on voit qu'il existe une différence très grande entre les lésions nécroscopiques observées et les faits expérimentaux.

Théorie pancréatique.

Qu'a-t-on observé en effet à l'autopsie ? Des atrophies plus ou moins partielles, des kystes, des oblitérations du canal de Wirsung, enfin des scléroses et de véritables cirrhoses qui altèrent rarement complètement la glande en son entier ; tandis qu'au contraire, expérimentalement, c'est la destruction totale du pancréas qui entraîne ce diabète, la destruction partielle ne produisant qu'un diabète azoturique.

Quoi qu'il en soit, Lépine a soutenu que, chez les diabétiques, il existait une diminution dans le pouvoir glycolitique, et c'est cette diminution qui expliquerait l'hyperglycémie, cause de la glycosurie. Cette diminution dans le pouvoir comburateur du sucre par le sang pourrait résulter de la diminution de la sécrétion d'un ferment spécial formé par le pancréas. Mais on trouverait aussi cette diminution dans le cas de diabète hépatique.

Mais cette diminution dans le pouvoir glycolitique du sang, qui existerait chez tous les diabétiques et qui aurait été notée par Lépine et Barral chez cinq malades diabétiques, ne serait pas toujours constante. Sançoni (1) et Arthus auraient trouvé, en suivant le procédé décrit par Barral, un pouvoir glycolitique plus considérable, au contraire, et Lépine reconnaît qu'il arrive quelquefois que, lorsque le sang est excessivement riche en glycogène chez le diabétique, on peut constater ce résultat paradoxal.

De plus, dans un travail récent dû à Maurice Arthus sur la glycolyse du sang (2), cet auteur a soutenu que la glycolyse dans le sang était un phénomène de fermentation chimique, et que le ferment glycolitique ne préexisterait pas dans le sang circulant ;

(1) Sançoni, *Riforma medica*, juillet 1891, nos 160, 161, 162. — Arthus, *Archives de physiologie*, 1891, no 3.

(2) Maurice Arthus, *Glycolyse dans le sang* (*Comptes rendus de l'Académie des sciences*, 14 mars 1892).

il se formerait hors de l'organisme aux dépens des éléments de la couche des globules blancs et semblerait être en relation avec la vie extra-vasculaire de ces éléments. Comme on le voit, la glycolyse, d'après Arthus, se produirait exclusivement hors des vaisseaux, comme la coagulation, avec laquelle elle présente d'importantes analogies.

Enfin, au point de vue expérimental, Gaglio (de Bologne), prétend que, lorsqu'on vient, après l'ablation du pancréas, à lier le canal thoracique, la glycosurie expérimentale disparaît. Je sais bien que Lépine (1) a répondu à cette objection que, dans les faits de Gaglio, c'est par suite de la septicémie que disparaissait ce diabète expérimental; mais en tout cas, on voit combien sont encore contradictoires et la diminution du pouvoir glycolitique du sang chez les diabétiques, invoquée par Lépine pour expliquer la glycosurie, et les différentes hypothèses faites à cet égard par le professeur lyonnais.

Théories hépatiques.

Bien autrement nombreuses sont les théories du diabète d'origine exclusivement hépatique. Bouchard en comptait une trentaine en 1880. On peut dire qu'elles dépassent aujourd'hui de beaucoup ce chiffre, par suite de la connaissance du diabète pancréatique. N'attendez pas de moi que je passe en revue toutes ces théories, car elles n'ont, au point de vue qui nous occupe, qu'un intérêt secondaire.

Quand on embrasse dans leur ensemble les théories du diabète hépatique, on voit qu'elles peuvent être ramenées à deux types principaux : dans l'un, il y a exagération de la fonction glycogénique du foie, qui verse dans le sang plus de glycose que celui nécessaire à l'entretien des fonctions organiques; dans l'autre type, au contraire, la quantité de glycose sécrétée par le foie reste la même, mais la comburation du sucre versé dans le sang est incomplète.

Par exagération de fonctions.

Examinons rapidement ces deux théories; la première est celle qui a été soutenue primitivement par Claude Bernard. Lécorché et plus récemment Albert Robin ont repris cette opinion sous une forme nouvelle, en soutenant que le diabète résultait d'une activité plus grande dans les actes cellulaires, et dans sa communication à l'Académie, Robin, se fondant sur les

(1) Lépine, *Pathogénie du diabète, réfutation de quelques objections* (*Annales de médecine*, 4 novembre 1891, p. 330).

analyses d'urines, a affirmé que chez le diabétique il y avait augmentation dans les oxydations.

Par ralentissement de fonctions.

L'autre doctrine, au contraire, a eu pour défenseur Bouchard. Bouchard dit que le diabète résulte de ce que l'économie ne combure pas le sucre versé par le foie, et que ce défaut de combustion est lui-même produit par une diminution dans les fonctions de nutrition; aussi classe-t-il le diabète dans les maladies par ralentissement de la nutrition.

Je vous ferai remarquer que les récentes théories du diabète pancréatique se rapprochent un peu de cette manière de voir, puisque Lépine affirme que c'est dans une diminution du pouvoir destructeur de la glycose par le sang, pouvoir glycolitique, que réside la cause même du diabète.

Il est bien difficile de se prononcer aujourd'hui entre ces deux théories, et cela parce que je crois que ces deux théories peuvent être vraies, car le diabète n'est pas un, il est multiple, et si, en effet, dans le plus grand nombre des cas c'est au moment où la vie décline, où les fonctions générales de l'économie s'affaiblissent, où la nutrition se ralentit, que l'on voit apparaître le diabète, il n'en est pas moins vrai qu'on observe d'autres cas où c'est au moment d'accroissement de l'organisme, de quinze à trente ans, qu'on voit survenir cette affection. Elle constitue le diabète dit des maigres, par opposition au diabète des gens âgés qu'on décrit sous le nom de *diabète gras*, et il me paraît bien difficile d'attribuer une pathogénie commune à ces deux affections si différentes dans leur marche : diabétiques gras, où l'on peut, par un régime approprié, enrayer l'affection ; diabétiques maigres, au contraire, où, quels que soient nos efforts, la mort survient dans un laps de temps relativement très court.

Plusieurs espèces de diabète.

Donc, il existerait plusieurs diabètes ; chacun de ces diabètes peut avoir une pathogénie différente, et je suis heureux de voir Lépine, l'auteur de la théorie du diabète pancréatique, adopter cette manière de voir. « Le diabète, dit-il, résulte d'un excès de production ou d'apport de sucre, relativement à sa destruction ; la rupture de l'équilibre entre le sucre produit (ou apporté du dehors) et le sucre détruit peut se faire de différentes manières ; il y a donc plusieurs espèces de diabète (1). »

Mais sur quoi je désire insister devant vous, c'est le point sui-

(1) Lépine, *Pathogénie du diabète* (*Lyon médical*, 25 octobre 1891, p. 43).

vant qui ne me paraît pas avoir été mis suffisamment en lumière par les nombreux observateurs qui se sont occupés du diabète : je veux parler de la nécessité de l'intégrité des fonctions du foie, pour le maintien de la glycosurie.

Nécessité du bon fonctionnement du foie.

J'ai été appelé à voir beaucoup de diabétiques et j'ai pu constater nombre de fois le fait suivant : lorsque, chez un diabétique gras de moyenne intensité, c'est-à-dire qui, grâce à un régime scrupuleusement suivi, abaisse au-dessous de 10 grammes la quantité de sucre rendue journellement, il survient une affection hépatique (ictère infectieux, cirrhose, cancer du foie), on voit le sucre disparaître des urines et cela quoique le malade ne suive plus aucune règle diététique. Je puis citer, en particulier, deux observations qui m'ont paru bien probantes ; dans l'une, il s'agit d'un cas de diabète dans lequel survint, à la suite d'une gastro-duodénite, une angiocholite, puis un ictère infectieux. On soumet le malade à un régime exclusivement lacté et végétarien, dans lequel les féculents prédominent, et le sucre n'apparaît plus dans les urines. Mais au moment où l'obstacle est levé, c'est-à-dire quand la bile recoule dans l'intestin et que les phénomènes ictériques disparaissent, la même alimentation amène alors la production de la glycosurie.

Dans l'autre observation, le fait est à peu près analogue, et nous voyons disparaître le sucre au moment où apparaît l'affection hépatique pour reparaître à nouveau lorsque cette dernière s'atténue.

Influence des maladies du foie sur le diabète.

Il me semble qu'on peut expliquer physiologiquement de pareilles observations. Dans les affections hépatiques, la fonction glycogénique du foie s'atténue et disparaît, et par cela même la cause originelle du diabète, et c'est ce qui survient aussi dans d'autres affections, cette fois incurables, comme le cancer et la cirrhose. On a vu des cirrhoses survenant chez des diabétiques, et le fait est assez fréquent vu l'usage souvent immodéré des alcools que font les diabétiques, faire disparaître par cela même le sucre des urines.

Aussi je crois pour ma part à la nécessité de l'intégrité du foie pour le maintien du trouble pathologique glycosurique chez les diabétiques.

On pourra m'objecter qu'on a trouvé chez des diabétiques des lésions du foie ; et dans les nombreuses autopsies qui ont été faites, on a signalé de la cirrhose hypertrophique et de la cirrhose vraie.

Pour la cirrhose hypertrophique accompagnée de pigmentation du foie, Hanot, Chauffard, Letulle, Brault, Galliard en ont signalé de nombreux exemples. Si l'on s'en rapporte à leurs observations, cette cirrhose hypertrophique serait surtout sus-hépatique; mais ce qu'il aurait été intéressant de savoir, c'est l'influence de cette affection résultant de congestions réitérées du côté du foie sur la marche du diabète.

Quant à la cirrhose vraie, elle a été très fréquemment observée et, tout récemment encore, Glénard (de Lyon) montrait que, chez un grand nombre de diabétiques, il avait observé des modifications dans la forme du foie, qui doivent être rapportées à la cirrhose.

Mais cette cirrhose s'explique facilement par les abus d'alcool que font la plupart des diabétiques. Comme je l'ai dit bien souvent, le diabétique, grâce à l'activité de l'élimination de l'alcool par les urines, élimination favorisée par la polyurie, supporte admirablement les alcools, et cela sans ivresse ; comme, d'autre part, il trouve dans l'alcool un élément de force, il existe bien peu de diabétiques qui ne cèdent pas au penchant des boissons alcooliques.

Mais encore ici cette cirrhose est une cirrhose curatrice de leur diabète, du moins en partie, car le foie cirrhotique n'est plus un foie glycogène, et l'étouffement de la cellule hépatique par la sclérose cellulaire détruit ces fonctions glycogéniques, antiseptiques et biliaires.

Ce qui me conduit à soutenir cette opinion que chez les diabétiques les fonctions du foie sont saines et à l'état physiologique, peut-être même exagérées, c'est que je n'ai jamais vu, chez les très nombreux hépatiques que j'ai examinés, la glycosurie apparaître dans le cours de cette affection hépatique, et jamais, quel que soit le moment où je suis intervenu, je n'ai pu observer une glycosurie même passagère, et je crois que ce fait est aujourd'hui admis par tous les pathologistes ; les affections du foie ne déterminent pas de glycosurie.

C'est là un fait sur lequel je ne saurais trop appeler votre attention et qui me paraît avoir une importance capitale, non pas tant au point de vue du diabète qu'à celui du pronostic : lorsque chez un diabétique vous voyez le sucre disparaître des urines, et que cette disparition ne s'accompagne pas d'une amélioration dans l'état général du malade, comme cela arrive en pareil cas, il vous faudra interroger le foie avec soin, et vous demander si des altérations hépatiques en voie d'évolution s'expliquent par la disparition du sucre dans les urines.

Les cas que j'ai observés ne sont pas assez nombreux pour que je puisse affirmer que le fait que j'avance constitue une loi, mais je crois que désormais votre attention doit être attirée vers ce point, et vous verrez, dans la leçon prochaine, que j'en tirerai quelques conclusions importantes au point de vue de la cure des diabétiques.

SIXIÈME LEÇON

DU FOIE GLYCOGÈNE (CONSIDÉRATIONS THÉRAPEUTIQUES).

Messieurs,

Nous avons étudié dans la précédente leçon sur quelles bases physiologiques étaient établies les fonctions glycogéniques du foie ; nous avons examiné quelles étaient les conditions que l'économie devait remplir pour maintenir à un taux presque constant la présence de la glycose dans le sang, et fait la critique des diverses théories qui ont été émises pour expliquer le passage de cette glycose dans les urines, soit d'une façon permanente, soit d'une façon passagère. Je me propose de consacrer cette leçon à l'étude des conséquences thérapeutiques des prémisses que je viens de vous exposer.

Du traitement du diabète.

C'est, en un mot, la question du traitement du diabète que je désire aborder devant vous. C'est là un sujet que j'ai traité bien souvent dans mes leçons (1), et si j'y reviens encore aujourd'hui, c'est que la fréquence de cette affection est telle qu'on ne saurait trop insister sur ce point de thérapeutique.

Action directe sur les fonctions glycogéniques.

En me basant sur les considérations que je vous ai exposées dans la précédente leçon, il faudrait, pour amener la guérison du diabète, atteindre directement les fonctions glycogéniques du foie et diminuer ses fonctions.

(1) Dujardin-Beaumetz, *Hygiène alimentaire*, 2e édition, 1889. *Traitement alimentaire du diabète*, p. 175. — *Nouvelles médications*, 2e série. *Traitement du diabète et de la polyurie*, p. 103. — *Clinique thérapeutique*, 6e édition, 1891, t. III, p. 549. — Congrès de Berlin, 1890. *Du traitement du diabète*, p. 84. — Académie de médecine, *Discussion sur le diabète*, janvier 1882. — Société de thérapeutique, *Discussion sur le diabète*, 1891.

Le pouvons-nous? Oui, dans une certaine mesure; malheureusement les procédés pour y arriver sont plus dangereux que la maladie elle-même. Je crois, en effet, qu'en détruisant la cellule hépatique on détruit par cela même ses fonctions glycogéniques.

Je vous ai montré que les fonctions antiseptiques du foie marchaient de pair avec ses fonctions glycogéniques, et que, pour qu'elles s'accomplissent physiologiquement, il fallait à ces deux fonctions une cellule hépatique saine. Ces cellules sont détruites par certains processus, et particulièrement par le processus scléreux qui les étouffe.

Malheureusement chez l'homme, trop souvent pareil processus se produit sous l'influence des boissons alcooliques, et c'est là une véritable expérience physiologique, qui, en détruisant ainsi les fonctions du foie, font disparaître le diabète. Seulement, je ne sais trop quel avantage on aurait à substituer à une affection traitable comme le diabète une affection incurable comme la cirrhose. C'est donc là un procédé à abandonner complètement.

L'abstinence prolongée.

Il en est un autre qui consiste à priver l'homme de nourriture. Comme l'ont, en effet, démontré les expériences de Claude Bernard, la fonction glycogénique disparaît après une abstinence prolongée. Mais encore ici, lorsque nous privons l'homme de nourriture, c'est à ses propres tissus qu'il emprunte les éléments de sa nutrition, et chez le diabétique, cet emprunt est tel que l'homme s'amaigrit avec une extrême rapidité, et c'est une méthode qu'on ne doit pas envisager; elle est plus dangereuse que le mal.

Ainsi donc, impuissants à atteindre directement la fonction glycogénique hépatique, nous sommes forcés de prendre un chemin détourné et de nous adresser aux origines mêmes de cette fonction glycogénique.

Je m'arrêterai peu à l'origine sanguine du diabète, car si la connaissance du pouvoir glycolitique du sang a donné lieu à des considérations très intéressantes aux points de vue physiologique et pathogénétique, nous n'en pouvons tirer aucune application thérapeutique; nous ignorons, en effet, comment on peut augmenter le pouvoir destructeur de la glycose par le sang. Restent les deux autres causes qui influent sur la production de la glycémie, qu'il nous faut examiner.

Reportez-vous à ce que je vous disais dans la dernière leçon, et vous y verrez que la glycogénie hépatique est régie par deux grandes fonctions : la fonction intestinale, la fonction du système nerveux. C'est dans le tube digestif et dans l'aliment que le foie prend la glycose qu'il va emmagasiner sous forme de glycogène ; c'est, d'autre part, le système nerveux qui réglera cette même fonction glycogénique.

Si à ces deux origines vous joignez l'état général de la nutrition et cette prédisposition particulière, puisée dans l'hérédité ou dans la diathèse, qui fait qu'arrivés à un certain âge on voit survenir chez les rhumatisants et les arthritiques une glycosurie plus ou moins persistante, vous aurez les trois sources que la thérapeutique peut atteindre pour combattre le diabète, et nous aurons ainsi trois traitements à étudier : un traitement alimentaire, ou plutôt une hygiène alimentaire, un traitement nerveux, un traitement diathésique.

Traitement hygiénique.

Commençons par le traitement hygiénique. Il comprend deux parties : une hygiène alimentaire et une hygiène générale. Aujourd'hui, tout le monde est d'accord pour considérer l'hygiène alimentaire comme le point capital du traitement qui nous occupe, et cette action prépondérante est telle que, lorsque nous ne réussissons pas à réduire le sucre par des règles bromatologiques rigoureusement observées, on est en droit d'affirmer que toutes les autres médications échoueront et que le diabète que l'on a à traiter est un diabète grave.

Hygiène alimentaire.

Ce régime est connu de vous dans presque toutes ses parties; il consiste, comme vous le savez, dans la suppression des aliments pouvant fournir de la glycose à l'économie. Des quatre cures hygiéniques autrefois employées, celle de Dongkin, celle de Cantani, celle de Seegen et celle de Bouchardat, une seule paraît être adoptée dans toutes ses parties : c'est cette dernière.

Le traitement de Dongkin, qui a pour base le régime lacté exclusif, est dangereux. Celui de Cantani, qui emploie exclusivement les graisses et la viande et qui fait intervenir la diète rigoureuse à certains moments, est trop limité, et sous son influence les malades perdent l'appétit. N'oubliez jamais que tout traitement qui affaiblit l'appétit très intense des diabétiques est un traitement dangereux.

Quant à l'hygiène alimentaire de Seegen, elle est absolument analogue à celle de Bouchardat. On donne à cette cure alimentaire le nom de *traitement mixte ;* elle consiste à donner les viandes de toutes sortes, les œufs, les légumes verts, les fromages et un pain spécial, le pain de gluten.

Voyons quels progrès a fait ce régime dans ces dernières années, et commençons, si vous le voulez bien, par le point le plus intéressant, c'est-à-dire le pain.

Du pain.

Cette question du pain est, en effet, une des plus importantes du régime des diabétiques. Habitués dès notre enfance à cet aliment, nous sommes très privés de ne pas en manger ; il est même des malades qui ne peuvent se nourrir sans pain, et c'est là un des points faibles du régime exclusivement adipo-carné de Cantani. Aussi, quand Bouchardat introduisit le pain de gluten dans l'alimentation du diabétique, apporta-t-il une grande amélioration dans la diététique de ses malades.

Du pain de gluten.

Mais il y a pain de gluten et pain de gluten, et récemment, Carles (de Bordeaux) nous a donné une analyse très intéressante des différents pains de gluten comparés au pain de luxe. Voici l'analyse de ces pains desséchés spontanément à l'air libre :

Pain desséché spontanément à l'air libre.

	PROVENANCE DES PAINS.					
	Marseille.	Toulouse.	Paris.	Bordeaux X.	Bordeaux Y.	Pain blanc de luxe
Eau à 100 degrés....	12.50	13.00	14.50	12.60	13.00	**12.60**
Gluten..............	47.38	47.54	49.89	45.27	47.94	**9.00**
Amidon............	27.17	26.15	19.24	31.95	31.66	**70.20**
Phosphates divers et phosphate de chaux.	1.98	1.70	1.80	1.80	1.82	**1.02**
Produits non dosés..	10.90	11.61	14.57	8.38	6.84	**6.47**
Totaux.........	100.00	100.00	100.00	100.00	100.00	**100 00**

On y verra que l'amidon varie dans ces pains depuis 19,24 à 31,95 pour 100.

Si on le compare au pain de luxe ordinaire, la différence est grande, puisque ce chiffre est de 70 pour 100. Mais je ne saurais trop le répéter, ici tout est une question de quantité. Qu'un malade, au lieu de manger 100 grammes de pain de luxe, mange 200 grammes de pain de gluten contenant 31 pour 100 de matières saccharifiables, il modifiera bien peu son régime alimentaire.

De la croûte et de la mie.

C'est encore ce qui me fait préférer la croûte à la mie, tout en reconnaissant que la mie contient moins de sucre que la croûte. Ainsi, la mie renferme 52 grammes de sucre pour 100, et la croûte 76 ; mais on mange beaucoup moins de croûte que de mie, de là l'avantage de la croûte. On fait même aujourd'hui, commercialement, des pains sans mie, qui sont très applicables au traitement du diabète, parce que leur poids ne dépasse pas 30 grammes, et qu'un de ces pains peut suffire à un repas.

J'ajoute même que le mauvais état de la dentition des diabétiques les empêche de manger beaucoup de cette croûte de pain, tandis qu'ils feraient un usage beaucoup plus considérable de la mie.

Des pommes de terre.

C'est toujours cette question du poids qui juge l'emploi de la pomme de terre. La pomme de terre contient moins de matières saccharifiables que le pain de gluten ; mais une pomme de terre de taille moyenne pèse 100 grammes, tandis que 100 grammes de pain de gluten constituent un volume de pain assez considérable, et pendant qu'un malade pourra satisfaire son besoin de féculents avec 30 grammes de pain de gluten ou un pain sans mie du même poids, une pomme de terre le satisfera à peine, et comme la dose de pomme de terre sera triple, il en résultera en somme qu'avec ses 100 grammes de pomme de terre le malade aura pris une dose de matières saccharifiables beaucoup plus considérable. D'ailleurs, jetez les yeux sur le tableau suivant qui vous édifiera dans cette question du pain, tableau que j'emprunte à Esbach (1).

100 grammes	de pain de gluten donnent.........	18	grammes de sucre.
100	— de croûte de pain ordinaire donnent.	76	—
100	— de mie de pain....................	52	—
100	— de bonne pomme de terre cuite à l'eau donnent....................	17	—

Du pain de soja

Les tentatives faites pour remplacer le pain de gluten n'ont pas été couronnées de succès. C'est d'abord le soja, ce curieux haricot du Japon, qui ne contient pas de matières féculentes et dont je me suis fait le défenseur. Malheureusement l'huile contenue dans cette farine rend sa panification difficile, et surtout ce soja a un goût spécial qui est mal supporté par les diabétiques, lorsqu'on veut prolonger l'alimentation avec ce pain de soja. Aussi, malgré la faible quantité de matières saccharifiables contenues dans les pains de soja, sa consommation ne s'est pas répandue.

De la fromentine.

Il en est de même de la fromentine. Vous savez qu'on donne ce nom à une farine retirée de l'embryon du blé, que les nou-

(1) Esbach, *le Diabète sucré*, Paris, 1886, p. 169.

veaux procédés de mouture et de bluterie nous permettent de séparer facilement des autres parties constituantes du grain de blé.

Malheureusement encore ici, l'huile de blé, purgative comme celle du soja, rend difficile la panification, et malgré les tentatives faites par Bovet et par Douliot, la fromentine n'a pas encore pu entrer en grand dans l'alimentation. Ce sont les mêmes tentatives qui ont été faites par Bovet avec la légumine, et, enfin, qui sont reprises aujourd'hui sous le nom d'*embryonine*.

Tous ces essais sont des plus intéressants, mais ce ne sont que des essais, et il serait grandement à souhaiter qu'ils pussent aboutir industriellement, car la farine obtenue avec ces embryons n'a pas le goût désagréable du soja et elle contient, comme ce dernier, une très grande quantité de principes azotés avec une très faible proportion de matières amylacées.

Du lait. Voilà pour la question du pain et des féculents ; je n'ai pas besoin de vous rappeler ici que le lait est absolument contre-indiqué dans le régime alimentaire des diabétiques ; j'ajoute

Des fruits. qu'il en est de même des fruits. C'est là une réserve sur laquelle n'insistent pas assez les médecins dans le régime des diabétiques, et les malades, soit par ignorance, soit surtout pour satisfaire le besoin d'un aliment rafraîchissant, font quelquefois un usage notable de fruits. Ces fruits contiennent un sucre très assimilable et ils doivent être, à mon sens, presque tous proscrits ; je dis presque tous, car les amandes fraîches, les noisettes, les noix peuvent être autorisées.

Mais, pour que vous jugiez bien de la composition en matières sucrées des différents fruits, je mets sous vos yeux les analyses suivantes empruntées à Mayet.

Cent grammes des substances suivantes contiennent comme glycose :

Groseilles	1g,50 à 8 grammes.
Melon	7g,50.
Framboises	8 à 10 grammes.
Oranges	10 grammes.
Cerises	10g,25.
Pêches	10 grammes.
Figues	15 —
Prunes reines-claudes	16 —
Prunes sèches	42 —
Figues sèches	71 —
Raisins secs	79 —

Des boissons alcooliques.

Quant aux boissons alcooliques, je maintiens plus que jamais l'utilité absolue d'en restreindre l'usage. Je vous ai dit que l'on pouvait, par l'abus de ces boissons alcooliques, guérir le diabète en détruisant le foie, et j'ai un certain nombre d'observations très nettes à cet égard ; ce sont des diabétiques chez lesquels on voit disparaître le sucre en même temps qu'apparaissent les symptômes de l'ascite, ascite provoquée par une cirrhose alcoolique.

Mais, je ne vois pas l'avantage de transformer une maladie curable en une autre incurable. Il faut donc que le diabétique soit tempérant ; qu'il ne boive que de l'eau rougie, et s'il a besoin pour relever ses forces d'un tonique, ce n'est pas à l'alcool qu'il doit s'adresser, mais bien aux principes contenus dans le thé, le café, le maté, la kola. Ces boissons stimulantes sont excellentes pour le diabétique ; le principal élément stimulant, dans ces produits, est la caféine.

De la kola.

Cependant, à propos de la kola, si on s'en rapporte aux récentes expériences de Monavon et Perroud (1) qui ont comparé la caféine et les différentes parties constituantes de la kola, il semble que cette dernière a une action propre. Quant à moi, je suis très partisan de la kola chez les diabétiques. Malheureusement, il y a encore ici une certaine difficulté à l'administrer, car les teintures de kola sont très alcooliques d'une part, et les gâteaux et biscuits de kola contiennent des matières féculentes de l'autre, double circonstance qui doit les faire repousser du régime des diabétiques. Dans ces cas, il faut employer ou l'infusion de kola en poudre, ou, ce qui est préférable, les extraits fluides dont on administre 20 gouttes, deux à trois fois par jour.

De la saccharine

Quant à la saccharine, je me suis expliqué à son égard depuis longtemps ; si la saccharine donne quelquefois des crampes d'estomac et des troubles digestifs, cela résulte d'un usage trop prolongé ou de circonstances individuelles. Si l'on a le soin d'en interrompre de temps en temps l'usage et de ne pas en prendre de trop grandes quantités, la saccharine rend de grands services aux diabétiques qui ne peuvent se passer de sucre dans leurs boissons, ce qui constitue, en somme, une minorité, car le plus grand nombre des diabétiques peut prendre le café sans sucre. C'est surtout pour le thé que la saccharine est réclamée ;

(1) Monavon et Perroud, *Nouvelles expériences comparatives entre la caféine, la poudre et l'extrait complet de kola* (*Lyon médical*, 15 novembre 1891, p. 37).

dans notre pays du moins, on n'est pas habitué, en effet, au thé sans sucre.

Pour compléter ce qui a trait à l'hygiène, je dois vous parler de l'exercice et des soins de la peau et de la bouche. Nous avons vu, dans la leçon précédente, que le sucre était comburé par la respiration et par l'exercice musculaire ; il faut donc combattre, chez le diabétique, l'hyperglycémie par des exercices appropriés aux forces du malade, et tout ce que Bouchardat a écrit à ce sujet est absolument exact.

Des exercices.

Seulement, il ne faut pas outrepasser les exercices et aller jusqu'au surmenage, qui a tout autant d'inconvénients et même plus que le repos, chez les diabétiques. N'oubliez pas, en effet, que, chez les diabétiques, l'hyperglycémie entraîne des phénomènes de dépression et, malgré les apparences de la santé la plus robuste, le diabétique est faible et supporte mal les fatigues.

Il faut donc l'astreindre à un exercice approprié à ses goûts et à ses forces : excursions alpestres dans la bonne saison, chasse, jardinage, travaux de menuiserie, promenades en plein air, massage, escrime, équitation, etc., tout peut être mis en œuvre en pareille circonstance.

Cette nécessité de l'exercice explique comment certains diabétiques ne voient le sucre apparaître qu'en hiver, surtout dans les agglomérations urbaines. En hiver, le diabétique sort peu, dîne beaucoup en ville, circonstances défavorables; en été, au contraire, il va en villégiature, subit un véritable entraînement et, grâce à ces exercices, le chiffre de son sucre urinaire atteint son minimum.

Des soins de la peau.

Tout aussi importants sont les soins de la peau; l'hydrothérapie, ou des lotions à l'eau chaude additionnée d'eau de Cologne, suivies d'une friction sèche énergique au gant de crin, sont absolument nécessaires.

Des soins de la bouche.

Enfin, les soins de la bouche, qui paraissent négligés par beaucoup de médecins, sont indispensables. Rappelez-vous que, par la présence du sucre dans la salive et des fermentations qu'il produit, la cavité buccale devient un milieu de culture favorable à un grand nombre de microbes dont quelques-uns sont pathogènes ; de plus, les gencives se ramollissent, se décollent et suppurent ; enfin, les dents se carient, s'ébranlent et tombent.

Exigez donc de vos diabétiques qu'ils soignent avec grande attention leurs dents et leurs gencives, et je vous reproduis ici la formule de l'eau dentifrice qui me donne dans ces cas les meilleurs résultats. Après chaque repas et matin et soir, le malade se frictionne doucement les gencives et les dents avec la solution suivante, qu'on doit étendre de moitié d'eau pour l'usage :

℞ Acide borique	25 grammes.
Acide phénique	1 —
Thymol	25 centigrammes.
Eau	1 litre.

Et ajouter :

℞ Essence de menthe	X gouttes.
Teinture d'anis	10 grammes.
Cochenille	Q. S. pour colorer.
Alcool	100 grammes.

Des soins locaux des parties génitales.

On doit aussi apporter le plus grand soin aux muqueuses des parties génitales. Vous savez tous que la présence du sucre dans les urines détermine, chez les femmes diabétiques, un prurit très pénible, accompagné souvent d'éruptions eczémateuses qui s'étendent à la face interne des cuisses, et, chez l'homme, une irritation du prépuce amenant un phimosis. Il faudra donc exiger de vos malades qu'ils fassent des lotions, après avoir uriné, avec des solutions naphtolées ou bétolées.

Tel est l'ensemble des moyens hygiéniques que l'on peut mettre en œuvre dans la cure du diabète, et il me faut maintenant aborder les autres points du traitement, je veux parler du traitement nerveux.

Traitement nerveux.

Dans la leçon précédente, je vous ai montré l'influence du système nerveux sur la production du sucre. Cette influence trouve une confirmation dans la thérapeutique, et les médicaments qui diminuent l'excitabilité de l'axe cérébro-spinal agissent favorablement dans le diabète.

De l'opium.

On avait autrefois conseillé l'opium à hautes doses ; les troubles que ce médicament détermine dans les fonctions digestives ont dû faire abandonner ce moyen. Félizet (1) a conseillé le bromure de potassium. Mais, encore ici, malgré les avantages réels obtenus par ce bromure, il en résultait certains inconvénients qui contre-balançaient ses avantages ; je veux parler de la dé-

Des bromures.

(1) Félizet, *De la guérison du diabète par le bromure de potassium* (Académie de médecine, 1882).

pression des forces qui accompagne la médication bromurée et les éruptions acnéiques qu'elle détermine. Dans le rapport que j'ai présenté à l'Académie à ce propos, je signalais ces deux écueils (1).

Du sulfate de quinine.

Worms (2) a vanté, lui, le sulfate de quinine qui donne, il faut bien le reconnaître, des résultats souvent avantageux. Mais, encore ici, l'usage prolongé de ce sel détermine, chez certains malades, des troubles gastriques, et n'oubliez jamais que tout médicament qui viendra compromettre les fonctions digestives d'un diabétique doit être abandonné.

De l'antipyrine.

Je donne, quant à moi, la préférence à l'antipyrine. Les faits observés par G. Sée, par Panas, par Huchard et par moi-même, ont montré l'influence favorable de l'antipyrine dans la polyurie diabétique; je dis polyurie diabétique, parce que c'est surtout contre l'abondance des urines qu'agit l'antipyrine, et comme, en diminuant la quantité de ces urines excrétée par jour, elle n'augmente pas la quantité du sucre, on comprend facilement l'effet favorable qu'on en obtient dans la diminution de la quantité de sucre émise en vingt-quatre heures.

Tous ces médicaments agissent sur le diabète par l'intermédiaire du système nerveux, et c'est en diminuant l'excitabilité des parties supérieures de la moelle que l'on peut expliquer, à mon avis du moins, leurs effets thérapeutiques. Faut-il comprendre dans ce groupe le jambul? Je n'oserais l'affirmer.

Du jambul.

Dans une thèse soutenue par un de mes élèves, le docteur Willy (3), ce dernier a montré que le jambul n'agissait que comme complément de la médication alimentaire, c'est-à-dire que, lorsque le régime n'a pas fait disparaître complètement le sucre des urines, on peut, en employant la poudre des graines de cette myrtacée, obtenir une diminution dans la quantité du sucre. Au contraire, dans les diabètes graves, ces graines aggravent plutôt l'état qu'elles ne l'améliorent. Dubousquet-Laborderie a obtenu, de son côté, des effets absolument analogues.

(1) Dujardin-Beaumetz, *Sur le traitement du diabète par le bromure de potassium* (Académie de médecine, 28 août 1882).

(2) Worms, *Du sulfate de quinine dans le traitement du diabète* (Académie de médecine, mai 1882).

(3) Willy, *Sur le jambul* (*Eugenia jambolana*); *ses effets thérapeutiques* (Thèse de Paris, 1890, et *Bulletin de thérapeutique*, 1890, t. CXX, p. 68).

Si vous avez recours au jambul, vous pouvez administrer la poudre de graine ou d'écorce à la dose de 1 gramme, au déjeuner et au dîner.

De l'influence des travaux intellectuels.

De même que les médicaments qui diminuent l'excitabilité de la moelle sont favorables dans le diabète, de même aussi on comprend les dangers du surmenage intellectuel et de toutes les circonstances qui viendraient augmenter l'excitabilité médullaire et cérébrale. Aussi les chagrins, les travaux intellectuels prolongés, les émotions vives, sont des causes aggravantes du diabète, et l'on peut dire que, lorsque chez un malade qui, en suivant exactement son régime, fait disparaître presque complètement le sucre, si l'on voit ce dernier réapparaître sans infraction au régime, on peut, dis-je, affirmer qu'il est survenu des circonstances morales qui ont profondément perturbé les fonctions cérébrales et spinales. De là cette conclusion qu'il faut éviter le surmenage, les émotions, les tracas, les préoccupations des affaires aux diabétiques. Et je passe maintenant à l'étude du traitement diathésique du diabétique.

Du traitement diathésique.

La diathèse qui prédispose au diabète est la diathèse arthritique, et, chez la plupart de vos malades, vous trouverez, dans leur hérédité, des goutteux et des graveleux. Nous pouvons, par un traitement approprié, agir sur cette origine diathésique, et c'est ici surtout que les alcalins et l'arsenic nous rendent de grands services.

Des alcalins.

Comment agissent les alcalins? L'opinion de Mialhe, qui soutenait que le sang des diabétiques était acide, est aujourd'hui reconnue parfaitement erronée. Il faut admettre que c'est en favorisant l'oxydation des substances organiques qu'ils agissent favorablement dans le diabète. Rappelez-vous, en effet, que Cagniard, en arrosant avec des solutions alcalines des végétaux à produits sucrés, a empêché la production du sucre. Pour moi, je crois que c'est surtout en régularisant la nutrition qu'agissent les alcalins.

Les récentes recherches de Frémont (1), qui a étudié chez les diabétiques, à l'aide du procédé de A. Robin, le coefficient d'oxydation, viennent bien à l'appui de cette manière de voir en montrant que c'est surtout chez les diabétiques à oxydation exagérée que conviennent les eaux alcalines.

(1) Frémont, *Le diabète. — Essai de thérapeutique physiologique.* Paris, 1891.

Quelle que soit l'explication qu'on en donne, l'administration des alcalins chez les diabétiques est toujours favorable. Vous pouvez utiliser la lithine et surtout les eaux alcalines, auxquelles on pourrait ajouter une base, le strontium, qui, sous la forme de lactate de strontium, nous donne de si bons résultats dans la cure de l'albuminurie.

De l'arsenic.

A ces alcalins il faut joindre l'arsenic; l'arsenic est un précieux médicament du diabète. Expérimentalement, Quinquaud nous a montré que lorsqu'on soumet à un traitement arsenical prolongé un animal, on ne peut plus provoquer chez lui le diabète par lésion du bulbe.

Vous pouvez d'ailleurs, avec avantage, associer l'arsenic aux alcalins, et la formule de Martineau nous paraît la meilleure. Vous donnez dans un verre d'eau de Vals ou de Vichy une des doses suivantes :

℞ Carbonate de lithine................ 10 grammes.

En trente doses, et vous ajoutez deux gouttes de la liqueur suivante :

℞ Liqueur de Fowler.................. 10 grammes.

Du traitement thermal.

Le malade prend un verre de ce mélange avant le déjeuner et le dîner. Mais c'est surtout ici le triomphe du traitement thermal; eaux bicarbonatées sodiques ou eaux arsenicales se disputent la priorité. C'est Vichy, la Bourboule, Saint-Nectaire, Miers, en France, qui occupent le premier rang dans cette cure thermale du diabète, et Carlsbad en Allemagne.

Il n'est pas douteux que ce traitement thermal modifie très heureusement la nutrition chez les diabétiques et leur permette de voir disparaître leur sucre tout en donnant une grande latitude à leur régime.

Résultats du traitement.

Tel est l'ensemble des moyens curatifs. Voyons maintenant les résultats que vous en obtiendrez, et ensuite les modifications que doit subir ce traitement pendant le cours de cette maladie souvent si longue.

Les résultats que l'on obtient chez les diabétiques par le régime alimentaire rigoureusement et sévèrement appliqué permet de grouper ces diabétiques en trois classes : les diabètes légers, les diabètes moyens et les diabètes graves.

Dans le premier cas, vous obtenez la disparition complète

du sucre en peu de temps, et cela quelle que soit la quantité de sucre observée au début. J'ai vu des malades, qui rendaient plus de 400 grammes de sucre par jour, ne plus avoir de traces de sucre au bout de huit jours de traitement. Chez ces diabétiques légers, le sucre tend à reparaître lorsque, dans l'alimentation, on exagère soit les sucres, soit les féculents.

Diabètes légers.

Pour les diabétiques moyens, la disparition du sucre n'est jamais complète, même lorsque vous ajoutez au régime alimentaire une médication thermale ou pharmaceutique, et il reste toujours de 10 à 20 grammes de sucre par vingt-quatre heures.

Diabètes moyens.

Enfin chez les diabétiques graves, diabétiques maigres, la quantité de sucre émise en vingt-quatre heures est très faiblement modifiée par le régime, et le malade continue à émettre 100, 200 et même jusqu'à 500 grammes de sucre par jour.

Diabètes graves.

On a donné à ces diabétiques graves le nom de *diabétiques pancréatiques*. Prise dans son acception rigoureuse, cette dénomination n'est pas exacte, en ce que si tous les diabètes pancréatiques sont graves, la réciproque n'est pas vraie, et pour ma part, j'ai pu observer des diabètes mortels sans lésion du pancréas.

Qu'il s'agisse du diabète grave avec ou sans lésion pancréatique, nos efforts thérapeutiques échouent toujours dans ce cas, et quoi qu'on fasse, le malade s'amaigrit et succombe le plus souvent à des accidents comateux.

Quelle doit être votre règle de conduite au point de vue thérapeutique dans ces trois formes de diabète? Dans les diabètes graves, j'avoue que, frappé de l'insuccès du régime alimentaire spécial des diabétiques, frappé de l'imminence des accidents comateux lorsqu'on soumet ces malades à un régime exclusivement carné, frappé surtout de l'inappétence qui survient chez ces malades lorsqu'on veut régler d'une façon trop rigoureuse leur régime, je laisse ces diabétiques graves manger ce qui leur plaît, tout en évitant le sucre et les fruits. Je me montre, au contraire, beaucoup plus sévère pour les diabétiques de moyenne intensité que je maintiens au régime spécial.

Quant aux diabétiques légers, je surveille par des analyses fréquentes de leurs urines leur alimentation, et tout en supprimant le sucre et les fruits, je permets le pain et quelques féculents. C'est l'analyse à la main que l'on peut prescrire le régime alimentaire chez les diabétiques de moyenne intensité et chez les diabétiques légers, et c'est ici que le procédé Duhomme, qui permet au malade de faire journellement une analyse, nous rend de si grands services. Dès que le sucre réapparaît dans les urines en trop grande quantité, à la suite d'écarts de régime ou d'émotions vives, il faut revenir à un régime plus sévère et faire usage d'antipyrine.

Esbach, dans son *Traité du diabète*, a dit qu'il fallait désaccoutumer le foie de fabriquer du sucre. Sans adopter absolument sa manière de voir, je suis d'avis cependant que, chez ces diabétiques, il faut prescrire un régime sévère pendant une huitaine de jours, lorsque le sucre réapparaît, pour ensuite lâcher un peu la main lorsque la quantité de sucre s'abaisse et ne dépasse pas 10 grammes en vingt-quatre heures. On dirait qu'il est des diabétiques qui ne trouvent leur équilibre de santé qu'en urinant une certaine quantité de sucre en vingt-quatre heures. Lorsque vous poussez trop loin chez eux le régime, ils maigrissent, perdent l'appétit et le sommeil, et se trouvent dans des conditions plus mauvaises qu'auparavant. Il y a donc là une question de tact qui demande toute l'attention du médecin.

Pronostic du diabète.

La vie, même la plus longue, est compatible avec les diabètes de moyenne intensité, et l'on a vu des malades de cette catégorie atteindre un âge très avancé tout en urinant chaque jour une faible quantité de sucre. Il en est de même *a fortiori* des malades atteints de diabète léger. Cependant, malgré ces circonstances favorables, il faut reconnaître que ce fait d'être diabétique ou prédisposé au diabète constitue une infériorité réelle en présence des maladies concomitantes, et lorsque surviennent chez ces malades des maladies infectieuses ou inflammatoires, leur économie faiblit facilement devant le choc ; dans l'épidémie d'influenza qui a eu lieu en 1889-90, ce fait a trouvé une confirmation éclatante par l'extrême mortalité des diabétiques atteints par l'épidémie.

Quant au diabète grave, le pronostic est ici des plus sérieux, et la mort est toujours la conséquence d'un pareil diabète. Lancereaux fixe la durée du diabète pancréatique à quatre années au maximum.

Ces trois espèces de diabète se constituent dès leur origine, et l'on ne voit pas un diabète léger ou un diabète de moyenne intensité se transformer en diabète grave, à condition bien entendu que les malades suivent leur régime alimentaire. Je m'explique : voici un diabétique qui pisse 300 grammes de sucre par jour ; mais il suffit de huit jours de régime pour amener à zéro le chiffre de sucre. Que le malade continue à manger comme il le faisait auparavant sans prendre nul soin de sa santé, ce malade se trouvera dans les mêmes conditions qu'un diabétique grave urinant la même quantité de glycose ; ses forces s'affaibliront, et l'on verra survenir les diverses complications qui terminent ordinairement ces sortes de diabète.

Des complications.

Ces complications sont au nombre de quatre : ce sont des troubles nerveux, dont le coma diabétique est la plus haute expression ; ou bien des gangrènes, et quelquefois une véritable septicémie gangréneuse; ou bien encore, grâce à l'affaiblissement de l'organisme, grâce surtout à la présence du sucre dans les humeurs, ce qui constitue des milieux de culture très favorables à certains micro-organismes, et en particulier à celui de la tuberculose, on voit ces malades devenir tuberculeux. Enfin le passage des urines sucrées à travers le glomérule du rein détermine une sclérose de cet organe qui se traduit par de l'albuminurie. C'est là le fait le plus commun chez les vieux diabétiques polyuriques, et l'on peut dire qu'il en est bien peu qui échappent à cette complication. C'est sur le traitement de tous ces accidents que je désire vous dire quelques mots pour terminer cette leçon.

Coma diabétique.

J'ai bien peu de choses à vous dire sur le traitement du coma diabétique. C'est un accident qui survient chez les diabétiques graves, qui ont cette haleine à odeur acétonémique qui permet de diagnostiquer le diabétique à distance et rien qu'en pénétrant dans son appartement, tant cette odeur est tenace et profonde. On a fait jouer à cette acétonémie un rôle prépondérant dans la pathogénie de ce coma diabétique. Mais ce n'est pas la seule hypothèse faite pour expliquer ces accidents nerveux; d'autres ont invoqué la diacéturie, intoxication produite par un acide, l'acide acéto-acétique; d'autres ont invoqué l'action de l'acide oxybutyrique β.

Je ne veux pas entrer dans le détail de toutes ces hypothèses, ceci m'entraînerait beaucoup trop loin, et je me placerai tout simplement sur le terrain thérapeutique. J'avoue n'avoir obtenu que des échecs jusqu'ici dans le traitement du coma diabétique; j'ai employé les injections de caféine, les inhalations d'oxygène ;

j'ai toujours échoué; il est vrai que je n'ai pas employé les méthodes plus actives, et en particulier celle préconisée par Stadelmann, qui a recommandé les injections sous-cutanées et surtout intra-veineuses de liquides alcalins.

Lépine a pratiqué sans succès des injections avec le chlorure de sodium et le bicarbonate de soude; d'autres ont conseillé des préparations alcalines; mais, dans l'immense majorité des cas, on a échoué.

Complication gangréneuse.

Quant à la complication gangréneuse, tout dépend de l'étendue et de la suppuration et de la gangrène. Dans certains cas, il y a une véritable septicémie gangréneuse qui frappe tous les organes presque à la fois. Bien entendu, ces formes foudroyantes sont en dehors des ressources de la thérapeutique.

Lorsqu'il s'agit, au contraire, de gangrènes limitées ou de ces anthrax gangréneux malheureusement si fréquents chez le diabétique, la question qui se pose est l'intervention chirurgicale; les uns affirmant que, malgré la présence du sucre dans les urines, il faut intervenir activement, ouvrir largement les anthrax ou séparer les parties mortifiées; les autres, au contraire, soutenant qu'en pareil cas cette intervention est plus dangereuse qu'utile.

Je suis disposé à me ranger à ce dernier avis; chez les diabétiques qui ont encore du sucre dans les urines, j'ai vu toujours l'intervention sanglante hâter la terminaison fatale plutôt qu'elle ne la retardait. Aussi, en pareille circonstance, suis-je d'avis d'attendre d'abord que, par une médication tonique, on ait relevé les forces du malade et que, par un régime alimentaire rigoureusement observé, on ait abaissé au-dessous de 10 grammes le sucre sécrété en vingt-quatre heures. Alors on pourra faire intervenir la chirurgie avec quelques chances de succès; jusque-là, il faut employer les pansements antiseptiques et surtout le moyen recommandé par le professeur Verneuil, c'est-à-dire les pulvérisations d'eau phéniquée à 2 pour 100.

Phtisie diabétique.

Peu de choses à vous dire de la phtisie des diabétiques, phtisie tardive, phtisie des vieillards le plus souvent, présentant quelquefois une allure rapide, d'autres fois, au contraire, une marche lente, cependant entraînant toujours comme conséquence une perte d'appétit qui est le point le plus grave chez le diabétique ; tant que le diabétique tuberculeux mange, on peut espérer non le guérir, mais prolonger longtemps son état malgré la tuberculose. Mais si l'appétit faiblit, les forces diminuent fort rapidement, et la fièvre cachectique apparaît et entraîne à bref délai la mort du malade.

Ramollissement cérébral.

Avant d'aborder la complication la plus fréquente, l'albuminurie, je dois vous dire quelques mots du ramollissement cérébral ou médullaire qu'on peut rattacher aux troubles du système nerveux. Bouchardat avait signalé ce fait que le diabétique a souvent une tendance au ramollissement cérébral, et j'ai trouvé cette affirmation souvent vraie. Ici, bien entendu, nous ne pouvons intervenir efficacement; il n'en est pas de même de la complication albuminurique.

De l'insuffisance rénale chez le diabétique.

Le point le plus difficile dans ce cas, c'est d'établir un régime alimentaire convenable; je vous ai maintes fois exposé ce régime de l'insuffisance rénale (1) qui est basé entièrement sur le régime végétarien, c'est-à-dire le régime qui réduit au minimum la quantité de toxines introduites par l'alimentation.

Malheureusement, ce régime comprend le lait, les féculents et les fruits, aliments à repousser du régime des diabétiques, et il ne vous reste plus pour nourrir vos malades diabétiques et albuminuriques que les légumes et les œufs, ce qui est manifestement insuffisant.

Dans ce cas, vous pouvez cependant ajouter certaines viandes, comme les viandes très cuites et les viandes gélatineuses, telles que veau en gelée, bœuf à la mode, poulet au riz, volailles en daube, langue de bœuf, pieds de mouton poulette, tête de veau. Vous défendrez, bien entendu, les poissons, le gibier, les mollusques et les crustacés. Vous permettrez seulement les fromages frais. Reste la question du régime lacté; ici, il faut vous guider sur l'état du malade.

Quand les symptômes d'imperméabilité rénale dominent ceux du diabète, il ne faut pas hésiter un seul instant, et c'est le lait qu'il faut ordonner. Vous surveillerez alors par de fréquentes analyses des urines si la quantité de sucre progresse.

A ce régime lacté, vous pourrez ajouter les inhalations d'oxygène utiles dans l'un et l'autre cas, la caféine qui agit favorablement et dans le diabète et dans l'albumine, et enfin le lactate de strontium qui agit aussi efficacement dans ces deux états. L'acide lactique a en effet été très conseillé par Cantani dans le diabète,

(1) Dujardin-Beaumetz, *Nouvelles médications*, 2e série, *Leçon sur l'insuffisance rénale*, p. 87. Paris, 1891.— *Clinique thérapeutique*, 6e édition, *Du traitement des néphrites*, t. II. Paris, 1891.

et quant au lactate de strontium, j'en ai montré, après G. Sée et C. Paul, l'utilité dans la néphrite albumineuse.

Analyse des urines glycosuriques.

Jusqu'ici je ne vous ai pas parlé de l'analyse des urines glycosuriques. C'est là un sujet qui demanderait, pour être exposé complètement, une conférence tout entière ; je dois cependant vous dire quelques mots de cette analyse. C'est toujours le polarimètre qui occupe le premier rang, et c'est à lui qu'il faut avoir recours quand on veut avoir des dosages précis et exacts. Au point de vue thérapeutique, je vous ai dit quelle importance il y a à faire de fréquentes analyses d'urine, puisque c'est sur ces analyses que doivent être basées vos règles bromatologiques. Je vous recommande particulièrement les procédés de Duhomme et celui de Bruel, qui en est dérivé ; ils donnent des résultats suffisamment nets pour la clinique (1).

On a aussi conseillé un procédé basé sur la fermentation, et il est dû à Einhorn (de New-York). Seulement, ici le rôle du ferment est prépondérant, et selon celui employé et surtout selon la température, les résultats diffèrent.

Pour les quantités très minimes de sucre, on a fait intervenir d'autres réactifs que les procédés empiriques et la fermentation. C'est ainsi que Molisch a conseillé le naphtol et que Jaksch a recommandé la phénylhydrazine. Paul Binet, qui a étudié ces différents réactifs, donne la préférence au dernier (2). Voici comment il conseille de procéder : dans 10 centimètres cubes d'urine, il ajoute quelques gouttes d'acide acétique, 1 gramme d'acétate de soude en cristaux et 50 centigrammes de phénylhydrazine. Le tout est porté au bain-marie pendant une heure, puis, après refroidissement, on examine le lendemain le résidu au microscope, et l'on observe alors des gerbes d'aiguilles jaunes caractéristiques. Cette réaction serait très sensible, puisqu'elle permettrait de reconnaître 0.20 pour 1000 de sucre dans les urines.

Quant à la réaction avec le naphtol, on opère ainsi : dans un tube à expérience, on verse une goutte d'urine et deux gouttes d'une solution alcoolique à 15 pour 100 de naphtol α, puis on

(1) Duhomme, *Saccharimétrie clinique* (*Bulletin de thérapeutique*, 1875, t. LXXXVIII, p. 163, 214, 261). — Bruel, *Sur un nouveau glycosurimètre* (*Bulletin de thérapeutique*, 1892, t. CXXII, p. 264.)

(2) Paul Binet, *la Glycosurie étudiée chez les enfants* (*Revue médicale de la Suisse romande*, février 1892).

ajoute avec précaution, au-dessus du mélange, un demi-centimètre cube d'acide sulfurique concentré. On obtient, au contact des liquides, un anneau violet pourpre caractéristique.

Paul Binet fait observer que les teintes peuvent être très variables, mais que le rose et le pourpre sont les seules qui résultent de solutions pures de glycose.

J'en ai fini avec cette longue leçon ; je tenais à vous donner complètement cette cure du diabète et de ses complications. C'est là un des points les plus embarrassants de cette étude du foie glycogène ; je m'y suis particulièrement adonné, et je tenais à vous faire connaître le résultat de mon expérience malheureusement déjà longue. Je crois, d'ailleurs, que c'est un sujet intéressant qui vous sera utile, car dans votre pratique, vous rencontrerez très fréquemment le diabète.

Dans la prochaine leçon, j'aborderai l'étude du foie sanguin.

SEPTIÈME LEÇON

DU FOIE SANGUIN (CONSIDÉRATIONS PHYSIOLOGIQUES).

MESSIEURS,

Je veux consacrer cette conférence à l'étude du foie sanguin ; c'est là un des points les plus intéressants du sujet qui fait l'objet de ces leçons, et vous verrez combien sont nombreuses les applications thérapeutiques qui découlent des considérations physiologiques que je vais vous exposer.

Historique.

C'est surtout comme organe sanguin et de sanguinification que les anciens avaient considéré le foie. Frappés de la circulation spéciale dont le foie est le siège et du volume considérable des vaisseaux sanguins qui s'y rendent ou qui en sortent, les anciens considéraient le foie comme un cœur abdominal, et Galien soutenait que le foie était l'organe où s'élaboraient les portions les plus exquises du sang ; il ajoutait même qu'il produisait une assez grande quantité de sang pour que l'altération de ses fonctions entraînât les maladies les plus graves.

Vous trouverez d'ailleurs une trace de ce rôle important du sang dans le *Thalmud.* Dans l'un des vingt et un traités du Thalmud de Babylone, le *Bekhoroth*, on trouve au folio 55 cette phrase caractéristique : « Rab Khahana dit : « Le foie est « une source du sang (1). »

Non seulement les anciens connaissaient l'importance de la circulation sanguine du foie, mais ils n'ignoraient pas non plus le lien intime qui unit cette circulation aux hémorroïdes, et ils faisaient jouer à ces hémorroïdes un rôle important. Ils soutenaient que la disparition brusque des hémorroïdes provoquait

(1) Rabbinovitch, *la Médecine du Thalmud.* Paris, 1880.

des accidents graves, et vous trouverez maintes fois cité ce fait dans les œuvres d'Hippocrate.

Puis vient l'époque de décadence où le foie est considéré comme un organe inutile; mais, au dix-septième siècle, Stahl réagit contre cette opinion et, de nouveau, il attribue aux troubles de la circulation porte une importance considérable. C'est dans la thèse célèbre : *De vena portæ, porta malorum hypochondriaco, splenetico, suffocativo, hysterico, hemorrhoïdariorium*, etc., soutenue par son élève J.-B. Gœthe en 1698, que le professeur de l'Université de Halle a exposé son opinion à ce sujet, et nous voyons de nos jours un de nos confrères reprendre à nouveau cette doctrine en soutenant le rôle pathogénétique que jouerait la congestion chronique du foie dans la genèse des maladies; je veux parler du récent travail de Poucel, de Marseille (1).

Je désire consacrer cette leçon à l'étude de la physiologie du foie considéré comme organe sanguin et, dans deux grands chapitres distincts, nous étudierons tout d'abord la circulation du sang dans la glande hépatique, puis les modifications que subit le sang en traversant cette glande. Vous verrez, par la suite, combien cette étude est nécessaire si l'on veut apprécier le rôle de la congestion du foie, tant comme affection primitive que comme affection secondaire.

Ce n'est qu'après avoir fait une étude très sérieuse et appuyée sur les plus récentes découvertes de la physiologie que nous pourrons juger le rôle véritable que jouent les congestions hépatiques dans les affections infectieuses ou autres où cette congestion se produit. Ce rôle a-t-il été trop exagéré ? A-t-il été, au contraire, trop dédaigné ? C'est ce que nous verrons dans les leçons suivantes.

Pour bien juger la disposition anatomique de la circulation hépatique, il faut revenir un peu en arrière et reprendre l'étude du lobule hépatique.

Du lobule hépatique.

Vous n'ignorez pas que la conception du lobule hépatique, telle que l'avaient comprise Hering et Kiernann, a été profondément modifiée dans ces derniers temps par les travaux de Sabourin. Hering avait pris pour base de son lobule hépatique les vaisseaux sanguins qu'il reçoit. D'une forme polyédrique, ce lobule

(1) Poucel, *De l'influence de la congestion chronique du foie dans la genèse des maladies*. Paris, 1891.

présentait à sa base les veines afférentes qui se rendaient dans les veines sus-hépatiques, tandis que, au contraire, la veine centrale de ce polyèdre appartenait à la veine porte, et entre le réseau vasculaire établi entre les veines de la périphérie et les veines centrales se plaçaient les cellules hépatiques.

Des veines afférentes et efférentes.

Sabourin, se basant surtout sur des examens anatomo-pathologiques, a abandonné la notion des lobules hépatiques pour adopter celle des lobules biliaires, et il a pris pour base de ce système non plus les veines afférentes ou efférentes, mais bien les conduits biliaires. La figure que je vous montre vous indique très nettement le schéma de cette conception théorique de ce nouveau lobule biliaire. A la base de ce lobule, on trouve un conduit biliaire (B, voir fig. 4), une branche terminale de la veine porte (P), un des rameaux terminaux de l'artère hépatique (A), tandis que, au contraire, à la périphérie de cet acinus biliaire, se trouvent les branches d'origine des veines sus-hépatiques (H).

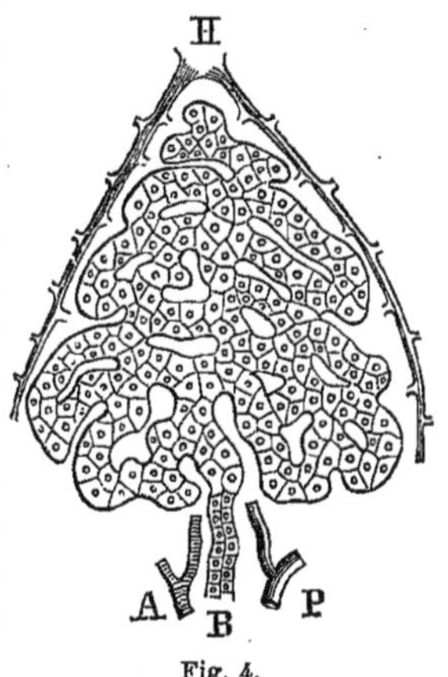

Fig. 4.

Parties de la périphérie de l'acinus biliaire, les veines efférentes vont se rendre dans la veine cave inférieure; elles traversent directement le foie et se distinguent de la veine porte par ce fait qu'adhérentes au parenchyme du foie elles restent béantes à la coupe, tandis qu'au contraire les rameaux de la veine porte, protégés par la capsule de Glisson qui les enveloppe, s'affaissent après la section. Ajoutons enfin que les veines sus-hépatiques, comme les veines portes, sont dépourvues de valvules.

Des origines de la veine porte.

Je n'ai pas besoin d'insister ici sur l'origine de la veine porte. Vous savez tous que trois grosses veines contribuent à la former; ce sont la splénique, la mésentérique supérieure et la mésentérique inférieure, et c'est la réunion de ces trois veines qui se fait au niveau de la tête du pancréas qui constitue le tronc de la veine porte qui pénètre dans le sillon transversal du foie.

Tout le sang puisé à la surface de la muqueuse intestinale passe donc à travers le foie par cette circulation porte. Cependant il faut noter ici qu'il existe des veines portes accessoires que Sappey a décrites en 1859 et qui se divisent en cinq groupes, auxquels il a donné le nom de *groupe gastro-hépatique*, *groupe cystique*, *groupe des veinules nourricières*, *groupe du ligament suspenseur*, et enfin *groupe ombilical* ou *para-ombilical*.

A cette circulation porte qui constitue le fait dominant du foie sanguin, il faut joindre des vaisseaux nourriciers qui sont fournis par l'artère hépatique.

De la circulation porte.

Une fois connue dans son ensemble la disposition de la circulation hépatique, voyons comment se fait cette circulation. L'absence de valvules dans le réseau de la veine porte, l'absence de masses musculaires environnantes aidant par leur jeu au mouvement du sang, la présence d'un réseau capillaire à traverser dans l'intérieur du foie, et enfin la disposition même verticale de tout le réseau sanguin, sont autant de circonstances qui s'opposent à la marche du sang de l'intestin vers la veine cave inférieure.

Mais à ces causes de ralentissement de la circulation, il faut opposer celles, au contraire, qui favorisent ce cours du sang. Celle qui domine entre toutes, c'est, à coup sûr, la respiration, qui agit ici de deux façons : dans l'acte de l'inspiration, le diaphragme s'abaisse, il comprime toute la masse abdominale et tend à faire passer le sang de l'abdomen vers la veine cave. D'autre part, dans ce même acte, il se fait un vide dans la poitrine, et c'est cet appel qui permet au sang d'affluer dans l'oreillette droite.

Rosapelly (1), qui a fait en 1873 une thèse remarquable sur les conditions de la circulation de la veine porte, thèse que l'on devra toujours consulter pour connaître dans tous ses détails la circulation hépatique, Rosapelly a montré d'une façon palpable cette action de la respiration. En effet, lorsque chez un animal on examine la pression du sang à l'entrée et à la sortie du foie, voici ce que l'on constate : la pression dans la veine porte, avant son entrée dans le foie, oscille chez le chien entre 7 et 20 millimètres de mercure, tandis qu'au contraire, à la sortie du foie, cette pression n'est plus que de 3 et 4 millimètres, et même elle est pour ainsi dire négative et le plus ordinairement de 7 à 8 millimètres.

(1) Rosapelly, *Cause et mécanisme de la circulation du foie* (Thèse de Paris, 1873).

De l'influence de la respiration.

L'inspiration, comme on le voit, est un des grands facteurs de la circulation hépatique. Aussi, tous les troubles apportés au mouvement respiratoire, et en particulier toute gêne à l'inspiration, troublent-ils la circulation hépatique et la ralentit, et nous verrons quelles conséquences il faut en tirer lorsque nous aurons examiné la pathogénie des congestions hépatiques et leur traitement.

Outre cette action si intense de la respiration, et en particulier de l'inspiration, sur la circulation hépatique, il faut aussi ajouter de véritables contractions des parois de la veine porte. Le tronc de cette veine porte possède une couche musculaire assez épaisse pour produire des battements rythmés de ce tronc.

Vitesse de la circulation hépatique.

Rosapelly a aussi étudié avec quelle vitesse se faisait la circulation dans le réseau porte. En se servant du prussiate de potasse et en introduisant 1 gramme de cette substance dans le sang de la veine porte, on retrouve ce sel dans les veines sus-hépatiques huit secondes après son introduction. C'est au bout de vingt-cinq à trente secondes que se trouve le maximum du passage du prussiate, et au bout d'une minute on ne trouve plus trace de ce sel dans les veines sus-hépatiques. Bien entendu, ici encore l'influence de la respiration se fait sentir, et lorsqu'on gêne la respiration de l'animal en expérience, il y a un grand ralentissement dans l'apparition du prussiate de potasse.

En se basant sur des expériences faites non plus sur le foie vivant, mais sur le foie mort, et en se servant du procédé des circulations artificielles imaginé par Ludwig, procédé dont je vous ai donné la description dans mes premières conférences, lorsque j'ai parlé du foie antiseptique, Rosapelly est arrivé à cette conclusion : dans la veine porte, la vitesse serait de 33 millimètres à la seconde ; dans les bifurcations de cette veine, la vitesse ne serait plus que de 22 millimètres. Elle diminuerait encore, bien entendu, dans le réseau capillaire et ne serait plus que de 4 à 5 millimètres, tandis qu'elle serait de 16 millimètres dans les veines sus-hépatiques.

Rosapelly a aussi étudié les causes de l'obstacle de la circulation ; il a montré d'abord ce fait que lorsque la pression du sang dans les veines sus-hépatiques est égale à celle de la veine porte, la circulation s'arrête. Quant à la circulation artérielle, elle s'arrête dès que la pression des veines sus-hépatiques s'élève, quoique restant encore très inférieure à celle de la veine porte.

De là ce fait, que la circulation est beaucoup plus active dans la veine porte que dans l'artère hépatique, et qu'il suffit d'un trouble circulatoire dans la veine cave supérieure et dans l'oreillette pour entraîner rapidement des modifications dans la circulation artérielle, c'est-à-dire dans celle qui est chargée de régler la nutrition de la glande hépatique.

Quant à la quantité de sang qui passe dans la veine porte en vingt-quatre heures, elle est considérable, puisque chez un chien de 20 kilogrammes, Flogga a trouvé un écoulement de sang de 500 grammes par minute, ce qui fait à peu près 720 kilogrammes de sang qui passeraient par le foie en vingt-quatre heures.

De plus, comme l'a montré Monneret, le foie peut tripler de volume et de poids sous l'influence de la stase sanguine. Enfin, n'oublions pas, pour terminer ce qui a trait à cette circulation, que le système nerveux a une influence considérable sur elle, et que, par des lésions de la moelle, du grand sympathique et même du pneumogastrique, on la modifie profondément.

Modifications du liquide sanguin.

J'arrive maintenant à la seconde partie de cette leçon, c'est-à-dire aux modifications que subit le sang par son passage à travers la glande hépatique.

Considérées dans leur ensemble, les modifications que fait subir le foie au sang qui le traverse portent à la fois sur l'eau, l'albumine et les graisses, et le tableau suivant montre cette triple modification.

	Eau pour 100.	Albumine pour 1000.	Graisse pour 1000.
Sang de la veine porte........	76,921	24,459	3,225
Sang des veines sus-hépatiques.	68,646	16,703	1,686

C'est une diminution et dans le chiffre de l'eau, et dans le chiffre de l'albumine, et dans celui de la graisse. La cellule hépatique retiendrait donc ou modifierait le sang puisé à la surface de l'intestin, et si l'on songe en effet que le réseau sanguin intestinal absorbe à la surface de l'intestin l'eau, les peptones et peut-être une certaine quantité de matières grasses, on comprend facilement le rôle important du foie, qui débarrasse ainsi le liquide sanguin de l'eau, des substances albuminoïdes et des graisses qui y ont été introduites.

Mais comment se fait cette modification ? Y a-t-il là une véritable combustion ? Et ceci me permet d'aborder un des points les plus délicats de cette question du foie sanguin, c'est le foie considéré comme organe producteur de l'urée.

Nous pouvons d'abord régler ce premier point : c'est que le foie est, comme le pensait Galien, un organe producteur de chaleur, et cela se comprend aisément lorsqu'on pense aux actes chimiques si nombreux qui se passent dans le parenchyme hépatique.

Foie producteur de chaleur.

Lorsqu'on examine, en effet, la température du liquide sanguin dans la veine porte et dans les veines sus-hépatiques, on constate que cette température est représentée par les deux chiffres suivants :

Sang de la veine porte......................	40°,2
Sang des veines sus-hépatiques.............	40°,6

Comme on le voit, le sang des veines sus-hépatiques a une température plus élevée que celui de la veine porte. Mais, je le répète, c'est là un point secondaire, car, comme dans toutes les glandes, on comprend facilement que la fonction glycogénique et même que la simple sécrétion biliaire soit la cause de cette élévation, et j'aborde maintenant la question beaucoup plus controversée du foie considéré comme organe producteur de l'urée.

A peine l'urée venait-elle d'être découverte dans l'urine par Rouelle le jeune, en 1772, que Fourcroy et Vauquelin affirmaient, en 1808, que les variations dans la production de l'urée dépendaient des maladies du foie, et les expériences de Heynsius, de Stokvis, de Fürher et de Ludwig, de Meissner, de Cyon, montrèrent, par des procédés multiples, que le foie contenait de l'urée et que le sang qui traverse cette glande se chargeait de ce principe.

Du foie producteur de l'urée.

Murchinson, en 1874, réunit toutes les opinions et conclut, lui aussi, que l'urée existe en quantité considérable dans le foie et qu'elle y est formée. Enfin, dans un travail qui eut un grand retentissement, Brouardel, en 1875, arrive aux conclusions suivantes : c'est que la quantité d'urée sécrétée en vingt-quatre heures est sous la dépendance de deux influences principales : 1° l'intégrité ou l'altération des cellules hépatiques ; 2° l'activité plus ou moins grande de la circulation hépatique (1).

Cependant cette opinion n'est pas admise par tous et l'on voit un grand nombre de physiologistes adopter l'opinion émise par

(1) Brouardel, *l'Urée et le Foie* (*Archives de physiologie*, 1875, p. 373, 551).

Dumas, qui voulait que l'urée résultât de l'oxydation des matières azotées dans toute l'économie, opinion basée sur la célèbre expérience de Béchamp, qui avait montré qu'en oxydant les matières albuminoïdes avec du permanganate de potasse, on obtenait de l'urée et l'on admit qu'il y avait un rapport toujours direct entre la nutrition et la production de l'urée.

Aussi les adversaires de la théorie du foie exclusivement producteur de l'urée soutinrent-ils cette opinion que si, dans ces affections, on observait une diminution dans la sécrétion de l'urée, c'est qu'elles entraînaient par elles-mêmes un trouble profond dans la nutrition générale.

Parmi les adversaires de la doctrine exclusive, il faut placer aussi ceux qui ont voulu que le rein fabriquât l'urée, considérant le parenchyme rénal comme une véritable glande, et cette opinion fut surtout soutenue par Hoppe Seyler, Hoppler et Zalesky.

Cependant, malgré ces réserves, et si l'on s'en rapporte aux expériences les plus récentes de Slosse, il paraît démontré, expérimentalement, que lorsqu'on vient à détruire les cellules hépatiques par le procédé qui consiste à pratiquer la ligature des artères intestinales, ce qui entraîne la mort des cellules hépatiques, on voit la sécrétion de l'urée disparaître (1).

Il paraît donc aujourd'hui démontré que si les combustions organiques peuvent fabriquer de l'urée dans tous les points de l'économie, c'est cependant au foie que revient le rôle le plus important dans cette production.

On a même voulu pousser le problème plus loin et rechercher avec quels éléments le foie fabriquait cette urée, et l'on pense que c'est avec l'ammoniaque et un radical azoté que le foie constituerait ainsi l'urée. On se base, pour admettre cette opinion, sur les expériences entreprises par Minkowski, Naunyn et Stern, qui ont extirpé le foie à des animaux ; ils ont vu alors apparaître l'ammoniaque dans le sang et dans les excrétions. Cependant le fait ne paraît pas encore absolument démontré, et il semble que, suivant l'animal en expérience, les résultats sont différents.

Neubelthau, en opérant sur des grenouilles, est arrivé à des résultats à peu près analogues ; car en examinant l'urine des grenouilles auxquelles il a enlevé le foie, il a trouvé de l'ammoniaque.

(1) Slosse, *le Foie forme-t-il de l'urée?* (*Journal de médecine de Bruxelles*, 20 juillet 1891, p. 417).

Ce n'est pas la seule fonction que le foie exerce sur le liquide sanguin ; il me reste à vous parler maintenant de ses fonctions hématopoiétiques.

Fonctions hématopoiétiques.

Vous savez, comme je vous l'ai déjà dit, que le foie était considéré par les anciens comme un organe sanguinificateur, et vous verrez que des expériences récentes tendent à donner raison à l'hypothèse de Galien. Seulement les opinions qui ont été émises à ce sujet sont absolument contradictoires, les uns prétendant que le foie forme des globules sanguins, les autres affirmant au contraire qu'il détruit ces mêmes globules.

C'est Lehmann qui a soutenu la première de ces opinions et en se basant sur des expériences faites chez le chien et le cheval, il a toujours trouvé dans les veines sus-hépatiques plus de globules que dans la veine porte.

Voici d'ailleurs les chiffres cités par Lehmann :

	Veine porte.			Veines sus-hépatiques.		
Sur 1 000 parties de sang de cheval.	I	II	III	I	II	III
Globules	601	573	257	776	743	573
Plasma	399	427	743	224	257	427
Sur 1 000 parties de sang de chien.	I	II	III	I	II	III
Globules	460	447	450	695	650	748
Plasma	540	553	550	305	350	252

Cette opinion a été combattue par Schultz et Mandl qui ont soutenu que le foie détruisait les globules rouges, et cela par l'action des choléates, et cette action destructive produirait l'hémaphéine et peut-être la bilirubine, dont je vous ai déjà entretenus à propos du foie biliaire.

Mais depuis que les procédés de numération des globules se sont perfectionnés, il semble, en résumé, que le foie ait bien peu d'action sur le sang et, s'il en existait une, elle serait plutôt destructive que productive des globules rouges.

Voici d'ailleurs les chiffres donnés par le professeur Hayem, montrant la différence qui existe au point de vue du nombre des globules entre le sang de la veine porte et celui des veines sus-hépatiques (1).

Sang de la veine porte.

Globules rouges	7 773 000
Hématoblastes	238 000
Globules blancs	6 350

(1) Hayem, *Du sang*. Paris, 1889, p. 200.

Sang des veines sus-hépatiques.

Globules rouges....................	7700000
Hématoblastes.....................	228000
Globules blancs....................	7900

Comme on le voit par cette analyse, le sang de la veine porte serait plus riche en globules sanguins que celui des veines sus-hépatiques ; mais en somme la différence est faible.

Du foie producteur de la graisse.

Pour terminer ce qui a trait au rôle du foie dans la nutrition, je dois vous dire quelques mots sur l'action du foie dans la production de la graisse.

Beaucoup de physiologistes ont soutenu cette opinion que la graisse devait avoir une autre origine que celle résultant de l'introduction par l'alimentation des corps gras. Dans des expériences faites sur certains animaux; et en particulier sur les oies, Boussingault, après Liebig, avait montré que la quantité de graisse accumulée dans l'organisme de ces animaux dépassait de beaucoup celle contenue dans le maïs dont on alimente exclusivement ces volailles.

Persoz précisa davantage le problème et soutint que, chez l'oie en particulier, c'était le foie qui avait pour fonction de transformer les matières féculentes et le sucre en graisse.

Cette opinion qui donne au foie le rôle exclusif dans la transformation des matières amylacées et sucrées en graisse est exagérée; il est probable que toute l'économie participe à cette transformation et lorsque, à propos de l'hygiène alimentaire des obèses, je me suis occupé de cette question des graisses, j'ai montré que les obèses transformaient l'amidon et le glycose en graisse, bien plus qu'ils n'assimilaient les substances grasses dans leur alimentation. Je vous renvoie d'ailleurs, à cet égard, à ce que j'en ai dit (1) dans mes conférences.

Il est une circulation sanguine dont je vous ai peu parlé dans cette leçon; c'est la circulation artérielle, et cela pour la raison suivante : c'est que l'étude physiologique de cette circulation n'a pas d'application au point de vue de la thérapeutique des affections hépatiques.

On a longuement discuté sur l'influence de l'inspiration et de l'expiration sur la circulation artérielle du foie; mais, je le répète, purement au point de vue physiologique.

(1) Dujardin-Beaumetz, *Hygiène alimentaire*, 2e édition.

Destinée à la nutrition des cellules hépatiques, la circulation artérielle n'a aucun rôle ni sur la production de la bile, ni sur celle du glycogène, ni sur les nombreux actes de combustion et de sanguinification dont cette glande est le siège; je n'y insisterai pas davantage.

Maintenant que vous connaissez dans leur ensemble les propriétés du foie, je vais, dans deux leçons successives, m'occuper des déductions pathologiques qui découlent de ces faits : l'une sera consacrée aux congestions hépatiques; l'autre, aux cirrhoses. Enfin, dans une dernière leçon, je m'occuperai de la cure des kystes hydatiques.

HUITIÈME LEÇON

DES CONGESTIONS DU FOIE.

Messieurs,

Dans la leçon précédente, j'ai étudié le foie sanguin, et il nous reste maintenant à examiner quelles sont les déductions ressortissant à la clinique thérapeutique que nous pouvons tirer de l'exposé physiologique que je vous ai fait.

La congestion du foie est un symptôme, et nous retrouverons, dans un très grand nombre d'affections, ce syndrome clinique. Il me faudra donc, tout d'abord, vous exposer aussi méthodiquement que possible l'étiologie et la pathogénie de ces congestions hépatiques, car ce sont là des affections qui, au point de vue de leur traitement, réclament surtout une thérapeutique s'appliquant à la cause première de ces congestions. C'est là une des applications de ce que l'on décrit sous le nom de *thérapeutique étiologie*, c'est-à-dire du traitement des causes.

Mais avant d'entrer dans le cœur même de mon sujet en vous exposant cette thérapeutique étiologique des congestions du foie, il me paraît bon de nous mettre d'accord sur les symptômes qui permettent de reconnaître l'hypérémie hépatique.

Je ne puis ici vous exposer tous les symptômes des congestions du foie ; je ne désire m'arrêter que sur les plus importants.

Symptômes des congestions hépatiques.

Dans la symptomatologie des congestions hépatiques, il est un symptôme qui occupe le premier rang : c'est l'augmentation de volume du foie. Pour apprécier cette augmentation de volume, nous mettons en œuvre deux ordres de moyens : la percussion et la palpation.

De la percussion.

La percussion a été beaucoup vantée ; c'est, je n'hésite pas à le dire, un des moyens les plus infidèles pour juger l'augmentation de volume de la glande hépatique, et j'ai entendu bien souvent Barth soutenir lui-même cette affirmation. En effet, bien des causes viennent modifier les lignes de matité du foie. Du côté de la glande hépatique, c'est la disposition même de la glande qui peut, pour ainsi dire, basculer complètement et même devenir mobile, comme quelques auteurs italiens l'ont signalé sous le nom de *fecato mobile,* et dont Gérard Marchant nous a montré récemment, à l'Académie, un bel exemple où il s'était vu obligé de fixer le foie, comme on le fait pour le rein.

Ce basculement du foie fait que quelquefois nous n'en observons, à la percussion, qu'une faible partie, et à l'autopsie on est étonné de trouver des foies volumineux, tandis que la percussion donnait des foies d'un petit volume.

L'autre cause d'erreur siège du côté du poumon et du côté de l'intestin. Sans parler de la pleurésie, dont la matité se continue avec celle du foie, il me faut insister sur l'emphysème pulmonaire, qui abaisse cet organe en déprimant le diaphragme et qui rend très difficile la percussion de sa partie supérieure.

Du côté de l'abdomen, c'est la pneumatose stomacale ou abdominale qui empêche bien souvent de reconnaître les limites exactes du foie.

Ces causes d'erreur font que la percussion n'occupe qu'un rang secondaire dans la recherche du bord inférieur du foie ; c'est à la palpation que revient le premier rang.

De la palpation.

Mais pour tirer de la palpation tous les bénéfices que l'on peut en attendre, il faut user de certains subterfuges. Tout d'abord, il est nécessaire, et c'est là un point capital, de faire exécuter au malade de larges mouvements inspiratoires. Mon maître Béhier insistait beaucoup sur ce point, et cela avec juste raison. Grâce à ces mouvements d'inspiration forcée, le diaphragme, en s'abaissant, abaisse en même temps le foie, et la main appliquée sur l'abdomen et même pouvant pénétrer, grâce au relâchement de la paroi abdominale, sous le rebord costal, peut pratiquer une exploration très complète de tout le bord inférieur du foie.

Cependant, il est des cas où, malgré cette méthode, on ne peut arriver à faire cette exploration ; c'est lorsque le bord du foie, au lieu d'être appliqué contre les parois abdominales, s'incurve et tend, au contraire, à se diriger vers la partie postérieure de l'abdomen.

Ici, il faut mettre en œuvre le procédé de Glénard, dit *procédé*

Procédé de Glénard

du pouce. Dans ce procédé, non seulement on s'efforce d'abaisser le foie par des mouvements d'inspiration, mais on tâche de le porter vers la partie antérieure de l'abdomen, et voici comment Glénard procède :

Le médecin s'assied sur le lit du malade, le plus ordinairement sur le bord droit, faisant face au malade ; la main gauche

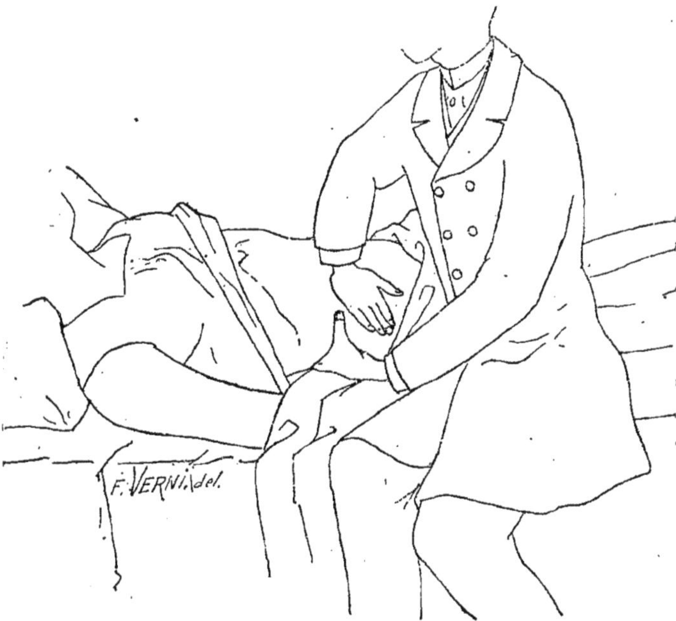

Fig. 5. — Position du médecin et du malade dans le procédé de Glénard.

embrasse l'hypocondre et le flanc droit, et la main est placée de telle sorte que le pouce est situé à la partie antérieure, tandis que les quatre autres doigts, placés en arrière, s'efforcent de repousser le foie vers la partie antérieure.

Quant à la main droite, appliquée sur l'abdomen, sur la ligne médiane, elle s'efforce de maintenir toute la région de l'hypocondre du même côté immobile. Les figures ci-jointes, empruntées à l'ouvrage de Glénard, indiquent bien et la position du médecin et celle du malade, ainsi que les diverses manœuvres que doit exécuter la main, pour tirer de cette méthode d'exploration le plus de bénéfices.

Donc, toutes les fois que, par la simple palpation, vous ne pourrez arriver à délimiter bien exactement le bord inférieur du foie, vous devrez mettre en pratique le procédé de Glénard.

Voilà ce que pourra vous fournir l'exploration physique du foie, pour juger son augmentation de volume.

De la chaleur. A ces symptômes, il s'en joint d'autres qui ont, eux aussi, une notable importance. Si dans certains cas la congestion hépatique peut ne pas s'accompagner de phénomènes douloureux, dans d'autres, au contraire, les malades éprouvent des élancements, des douleurs ou une gêne et une sensation douloureuse quand ils font de grands efforts inspiratoires.

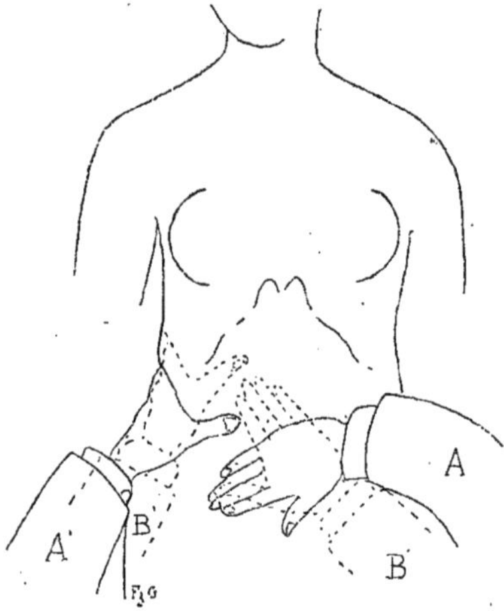

Fig. 6. — Mouvements des mains du médecin dans le procédé de Glénard.

Il y a même des sensations de tiraillement ou de resserrement du thorax au niveau de l'appendice xiphoïde, lorsque le malade prend certaines positions, et ces symptômes ne résultent pas tant de la congestion du foie en elle-même que des phénomènes de périhépatite, qui accompagnent si fréquemment de pareilles congestions. Ce sont les adhérences qui s'établissent autour du foie qui déterminent ces sensations de resserrement de la poitrine, et cela surtout lorsque le foie tend à reprendre son volume primitif.

Des modifications urinaires. Un autre symptôme très constant, ce sont les modifications urinaires. On peut affirmer qu'il n'existe pas de congestion hépatique sans apparition de l'urobiline, à laquelle se joint souvent la bilirubine. Je ne reviendrai pas sur les moyens de reconnaître la présence de ces substances dans les urines ; je vous renvoie à ce que je vous en ai déjà dit dans les leçons précédentes, en insistant toutefois sur la nécessité de l'examen spectroscopique de cette urine, pour compléter votre diagnostic de congestion du foie.

Cette altération des urines se complète par une modification du teint : les yeux se colorent légèrement en brun, ainsi que les muqueuses. Quelquefois même, il y a un véritable ictère ; mais, le plus souvent, c'est cette teinte subictérique qui marche toujours de pair avec les congestions hépatiques.

A ces trois grands symptômes : augmentation de volume, phénomènes douloureux dans la région du foie, présence de l'urobiline dans les urines, il faut joindre les symptômes fébriles.

De la fièvre.

Monneret, qui s'était beaucoup occupé des congestions hépatiques et qui en a donné une excellente description, avait insisté sur le type rémittent et intermittent des phénomènes fébriles dans la congestion hépatique. C'était là, pour lui, un signe caractéristique de ces congestions.

Aujourd'hui, il faut modifier un peu cette opinion, et si, dans la congestion hépatique, on remarque très fréquemment en effet des phénomènes fébriles intermittents, cela est déterminé bien plus par l'infection du foie que par la congestion elle-même. Je vous ai déjà dit, dans une précédente leçon, qu'à l'état physiologique, la bile ne contenait pas de micro-organismes, et cela malgré le rapport si intime qui l'unit à l'intestin. Mais, à l'état pathologique, les microbes pénètrent dans les voies biliaires et infectent le foie. C'est donc à cette pénétration microbienne qu'il faut attribuer ces phénomènes intermittents qui revêtent quelquefois un haut caractère de gravité, constituant ainsi de véritables accès de fièvre pernicieuse.

Symptômes secondaires.

A côté de ces symptômes, il en existe d'autres très importants : ce sont les symptômes secondaires. C'est ainsi que, du côté de la rate, nous constatons une augmentation de volume, des troubles plus ou moins importants dans la circulation de la veine porte, et particulièrement la production d'hémorroïdes. La présence des hémorroïdes dans les affections du foie était un fait connu des anciens, et Stahl y attachait une importance capitale.

La circulation cardiaque peut elle-même être troublée, et

Potain nous a montré quelles modifications se produisaient dans le cœur droit chez les malades atteints d'affections chroniques du foie.

Enfin, les fonctions digestives sont elles-mêmes perturbées, et il en résulte, chez les malades atteints de congestion du foie, un mauvais état de la nutrition générale, qui entraîne un amaigrissement rapide et un affaiblissement très notable des forces.

Il est un trouble secondaire qui a une haute importance en thérapeutique : c'est la production de certaines hémorragies, et en particulier des épistaxis rebelles. En terminant cette leçon, je reviendrai sur ce point et j'insisterai sur les conséquences thérapeutiques qui en découlent.

On a voulu augmenter outre mesure ces symptômes secondaires, et Poucel a classé ces troubles en trois ordres : les troubles mécaniques, les troubles réflexes et les troubles trophiques (1). De telle sorte que notre confrère de Marseille fait entrer, pour ainsi dire, toute la pathologie sous la dépendance de cette congestion hépatique. De même Glénard qui, après avoir constaté la fréquence du volume du foie chez les malades, veut substituer à l'arthritisme l'hépatisme.

Tout en reconnaissant l'influence notable des congestions du foie sur la genèse des maladies, il y a véritablement excès à la considérer comme la cause presque unique de ces affections.

Tandis que les uns exagèrent le rôle de la congestion du foie, il en est d'autres, au contraire, qui le réduisent beaucoup trop. Dans les récents traités des affections hépatiques, la congestion du foie passe pour ainsi dire inaperçue. C'est ainsi que, dans l'excellent traité de Labadie-Lagrave, le chapitre consacré à la congestion du foie est très court, et c'est simplement un article d'étiologie.

Il en est de même dans le très remarquable travail que Chauffard a consacré, dans le tome III du *Traité de médecine*, aux maladies du foie et des voies biliaires ; il ne s'y occupe presque exclusivement que du foie cardiaque, comme Labadie-Lagrave. Je crois que la vérité est entre ces deux opinions extrêmes, et c'est ce que je tâcherai de démontrer dans la suite de cette leçon.

Je passe maintenant à une étude qui se rapproche beaucoup

(1) Poucel, *De l'influence de la congestion chronique du foie sur la genèse des maladies*, deuxième édition. Paris, 1891.

plus du but que je poursuis dans la thérapeutique des affections du foie ; je veux parler de l'étiologie de ces affections et de leur pathogénie.

Divisions des congestions hépatiques.

Bien des divisions ont été proposées pour grouper, d'une façon méthodique, les différentes causes des congestions hépatiques. Je vous propose la division suivante : dans une première classe, nous placerons les congestions qui ont, comme point de départ, le tube digestif ; ce seront les congestions hépatiques d'origine gastro-intestinale. Ce groupe est de beaucoup le plus nombreux, et nous aurons à établir un certain nombre de sous-divisions pour pouvoir les étudier en leur entier.

Dans une deuxième classe, nous étudierons les congestions d'origine infectieuse ; les maladies infectieuses, l'impaludisme, pourront être rangés dans ce groupe.

Dans une troisième classe, nous placerons les congestions diathésiques, par exemple la congestion hépatique, si fréquente chez les arthritiques.

Dans un quatrième groupe se trouveront les congestions d'origine mécanique, dont le type est le foie cardiaque.

Enfin on pourrait, dans une dernière classe, ranger les congestions hépatiques qui résultent d'une cause locale ou qui précèdent les phénomènes inflammatoires de la glande hépatique ; les plaies du foie, les corps étrangers de cet organe, l'hépatite, etc., rentreraient dans ce groupe. Mais comme cette dernière classe ne donne pas lieu à des considérations spéciales, au point de vue thérapeutique, je ne la cite ici que pour mémoire et j'aborde maintenant l'étude de mon premier groupe.

Des congestions d'origine gastro-intestinale.

Les congestions hépatiques d'origine gastro-intestinale sont des plus intéressantes, surtout si l'on se place au point de vue thérapeutique.

Pour bien les étudier, il faut admettre les trois subdivisions suivantes : 1° les congestions d'origine purement alimentaire ; les mets trop excitants, les aliments mal mastiqués, les alcools, etc., etc., rentrent dans ce groupe ; 2° les congestions dues aux toxines, soit que ces toxines résultent du mauvais fonctionnement du tube digestif, soit qu'elles dépendent de l'aliment lui-même ; 3° les empoisonnements, par le plomb, l'arsenic, le phosphore, etc., qui déterminent des phénomènes congestifs de la glande hépatique.

Examinons brièvement ces trois subdivisions. L'une des causes les plus fréquentes de la congestion hépatique, ce sont les excès alimentaires, et l'on peut dire que tous les gros mangeurs, et surtout les grands buveurs, sont sujets à ces congestions. Dans les pays où l'on mange beaucoup, en Allemagne, en Russie et dans les départements du nord de la France, ces congestions sont très fréquentes. On les observe aussi souvent au bord de la mer, chez les personnes qui, habitant les grandes villes, vont séjourner pendant la belle saison dans nos différentes stations de bains de mer. Grâce à l'exercice qu'on y fait et à l'air vif qu'on y respire, l'appétit augmente notablement, et comme on fait surtout abus de poissons et de crustacés, on congestionne rapidement son foie.

Excès alimentaires.

Cette congestion est la règle, pour ainsi dire, lorsque aux conditions que je viens d'énumérer se joint la haute température, et dans la Méditerranée, dans les stations de la Riviera, depuis Hyères jusqu'à Menton, on constate très fréquemment ces congestions hépatiques.

La rapidité avec laquelle on mange et la mastication incomplète des aliments, en favorisant la gastro-duodénite, prédisposent aussi aux congestions du foie par l'intermédiaire des conduits biliaires qui s'enflamment. Ces faits ont été bien mis en lumière par Naunyn, à propos de la pathogénie de la lithiase biliaire, et j'y ai déjà insisté dans ma conférence sur le foie biliaire.

De l'alcool.

Mais la première place appartient sans conteste à l'alcool. Quand je vous parlerai des cirrhoses, j'insisterai longuement sur ce point ; mais vous devez aujourd'hui bien vous souvenir de ce fait, c'est que tous les liquides introduits dans le tube digestif, absorbés par les radicules de la veine porte, traversent le foie, pour bien vous rendre compte de ce fait que tout liquide irritant sera une cause de congestion de la glande hépatique.

Des poisons.

C'est ainsi que les poisons, le plomb, l'arsenic, le cuivre, en se fixant dans le foie, déterminent des congestions passagères ou chroniques de cet organe. Lorsque je vous ai parlé du foie antiseptique, je vous ai montré que c'était sur ces métaux, qui se fixaient dans le foie, qu'avaient commencé les recherches sur l'action destructive du foie sur les alcaloïdes.

Des toxines.

C'est dans ce même chapitre que doivent être placées les congestions qui succèdent à la pénétration de toxines contenues dans les aliments : poissons avariés, gibier trop faisandé, conserves de homard altérées, voilà des causes de congestion du foie, quelquefois très intense et présentant même un haut degré de gravité.

Le mécanisme de pareilles congestions est facile à comprendre ; c'est en exagérant le fonctionnement des cellules hépatiques que se produit l'afflux sanguin et la congestion qui l'accompagne.

De la dilatation de l'estomac.

Dans d'autres cas, ce ne sont plus les toxines alimentaires qui sont la cause de la congestion, ce sont celles qui se produisent dans l'ensemble du tube gastro-intestinal, par suite du mauvais fonctionnement de cet organe. C'est à Bouchard que revient le mérite de nous avoir signalé le premier l'influence prédisposante de la dilatation stomacale dans la production des congestions du foie.

Les fermentations vicieuses qui résultent de la dilatation de l'estomac amènent la formation de produits putrides, qui sont absorbés à la surface de l'intestin et qui viennent influencer, d'une façon fâcheuse, les cellules hépatiques.

Du mauvais fonctionnement du gros intestin.

Un rôle tout aussi important doit être attribué au mauvais fonctionnement du gros intestin. C'est surtout dans la formation des matières fécales que se fait le plus facilement l'absorption de ces produits putrides, qui déterminent un ensemble de symptômes pathologiques auquel Bouchard a donné le nom de *stercorémie*.

De la colite pseudo-membraneuse.

Cette pénétration est encore hâtée par la chute trop rapide de l'épithélium et par les exulcérations qui se produisent à la surface de la muqueuse. On savait depuis longtemps que, dans la dysenterie, les ulcérations du côlon étaient le point de départ non seulement des congestions du foie, mais même d'hépatites suppurées. Mais ce n'est que dans ces dernières années que l'attention a été appelée sur ces cas si fréquents de congestion hépatique, qu'on observe chez les dilatés du gros intestin et chez ces malades arthritiques et nerveux atteints de cette curieuse affection que l'on décrit sous le nom de *colite pseudo-membraneuse*.

Des congestions hépatiques d'origine infectieuse.

Ce que je viens de dire de la pénétration des produits infectieux déterminés à la surface de l'intestin me permet d'aborder tout de suite la seconde division que j'ai établie, c'est-à-dire des congestions hépatiques dans les maladies infectieuses.

La fièvre typhoïde forme un groupe intermédiaire dans lequel nous trouvons, comme causes de la congestion du foie, et les altérations locales de l'intestin, et la présence d'un microbe spécial dans l'économie.

Dans la description des formes de la fièvre typhoïde qu'avait donnée Chédevergne, il avait décrit une forme hépatique. Il existe, en effet, manifestement des cas de dothiénentérie avec des congestions très considérables du côté du foie. C'est une véritable forme bilieuse de la fièvre typhoïde. Mais on peut dire que la plupart des maladies infectieuses peuvent s'accompagner de congestion du foie.

Depuis que Laveran a montré que des organismes spéciaux se développaient chez les individus atteints de malaria, nous devons faire entrer dans ce groupe les congestions si fréquentes déterminées par la fièvre palustre. On peut affirmer qu'il n'est pas un cas d'intoxication maremmatique un peu profonde, qui ne s'accompagne de congestion du foie. C'est là la cause la plus fréquente des affections hépatiques dans les pays chauds pour l'Européen ; il suffit, pour cela, de parcourir tous les traités qui ont été faits sur la fièvre des pays chauds, pour être convaincu de cette fréquence.

Des congestions diathésiques.

Certaines diathèses sont une cause de congestion du foie au même titre que les maladies infectieuses ; ce sont des causes dyscrasiques. Quoique nous ignorions le mécanisme intime de ces congestions, il n'en est pas moins certain que, chez les arthritiques et les herpétiques, nous trouvons des congestions fréquentes du foie. Comme chez ces malades on trouve fréquemment des dilatations de l'estomac, ou bien encore de la lithiase biliaire, on est en droit de se demander si ces congestions ne dépendent pas plutôt de l'une ou l'autre de ces causes.

Des congestions mécaniques.

Enfin, dans le dernier groupe se trouve cette affection, si fréquente chez les gens atteints d'affections du cœur, la congestion mécanique du foie.

Tout malade atteint d'une affection organique du cœur et dont les parois musculaires ne peuvent plus suffire à la tâche qui leur est imposée, voit se produire une augmentation de volume du foie, qui résulte de la stase du sang dans l'oreillette droite et, par propagation, dans la veine cave inférieure.

Bien entendu, ce seront les affections du cœur droit qui s'accompagneront le plus rapidement de cette congestion mécanique. Aussi, dans les insuffisances tricuspidiennes, cette congestion est de règle. Mais il en est de même pour le cœur gauche ; par suite des lésions mitrales, il y a un arrêt dans la petite circulation, qui entraîne la distension du cœur droit et, par suite, les troubles mécaniques que je viens de signaler.

Tous les asystoliques ont cette teinte subictérique, caractéristique de la congestion hépatique ; ils ont de la pesanteur et de la douleur au niveau du foie, et la pression réveille chez eux, dans l'hypocondre droit, des douleurs plus ou moins vives.

Dans sa description du cycle cardiaque, Peter a bien montré l'influence de la congestion du foie sur la production de cet état général qu'on appelle la *cachexie cardiaque*, et il a bien indiqué comment, maladie d'abord absolument locale, l'affection du cœur devenait une maladie générale.

Du traitement.

Une fois ces préliminaires posés, j'aborde maintenant le point le plus important de la question : je veux parler du traitement de ces congestions hépatiques.

Les développements dans lesquels je suis entré au point de vue de l'étiologie me permettent d'être bref en ce qui concerne le traitement étiologique. La congestion étant toujours une affection secondaire, il faudra s'adresser à la cause première de l'hypérémie hépatique, puis soigner cette congestion elle-même ; et ici nous aurons deux grandes divisions : les hypérémies actives, les hypérémies passives. Ces dernières ne comprendront que les congestions par troubles mécaniques de la circulation.

Pour les congestions actives, nous avons à mettre en œuvre les moyens suivants : la révulsion, l'antisepsie intestinale, un régime alimentaire.

De la révulsion.

A notre époque, on discute beaucoup sur la valeur de la révulsion et, dans les récentes discussions qui se sont élevées sur le traitement de la pleurésie, on a vu combien étaient divergentes les opinions des médecins à propos de l'utilité du vésicatoire dans cette affection. Si l'on avait porté la discussion sur les congestions du foie, je crois que le plus grand nombre des médecins en auraient accepté l'utilité. Pour ma part, je m'en montre un des plus chauds partisans ; je crois fermement à l'utilité des révulsifs dans les congestions actives du foie.

Si vous employez les vésicatoires, usez de larges vésicatoires ; mais je reconnais aussi l'utilité des pointes de feu en pareil cas. Les ventouses ont été aussi conseillées ; nos pères se servaient beaucoup des applications de sangsues. Ce sont là des moyens que nous utilisons peu aujourd'hui, et cela à cause des altérations du sang qui accompagnent souvent ces congestions.

De l'hydrothérapie.

A côté de la révulsion, je place l'hydrothérapie, qui est une admirable méthode résolutive des congestions chroniques du foie. Chez les palustres à gros foie, chez les gens qui ont vécu dans les pays chauds, les douches locales au niveau du foie produisent une action très favorable, et Fleury avait longuement insisté sur ce point.

Tous les moyens hydriatiques peuvent être mis en usage : douches percutantes, douches en cercle, maillot et demi-maillot, compresses froides, douches alternantes, douches écossaises, etc. Seulement il faut une grande prudence et une main très exercée pour diriger ce traitement hydrothérapique. Souvent, par des douches trop brutales, on augmente la congestion du foie au lieu de la diminuer ; il faut donc examiner chaque jour le malade, et varier les moyens d'action selon les circonstances.

Révulsion et douches, voilà les éléments les plus importants de la médication externe des congestions hépatiques. Il faut y joindre les irrigations rectales.

Des lavements froids.

Depuis longtemps on utilisait déjà les lavements froids dans les cas de congestion du foie ; il paraissait démontré que ces lavements augmentaient la sécrétion de la bile et décongestionnaient le foie, et Potain s'était montré très partisan de cette méthode que l'on doit à Krull.

Je crois aujourd'hui que l'on peut faire plus et que, tout en gardant le lavement froid, vous pouvez y ajouter un antiseptique, le naphtol α, par exemple, à la dose de 20 centigrammes par litre.

De l'entéroclysme.

Pour que ces lavements aient tous leurs effets, il faut user de la méthode de Cantani et se servir d'entéroclyseur. Je n'ai pas ici à vous parler de l'entéroclysme ; j'y suis revenu maintes fois dans mes leçons. L'appareil dont je me sers a été construit par Galante ; je le mets sous vos yeux. Il est d'un maniement extrêmement facile ; mais pour en obtenir tous les effets, il faut que le malade soit couché horizontalement et même que le siège soit un peu plus élevé que le reste du corps, et que, d'autre part, on élève autant que possible et lentement le vase contenant le liquide.

C'est au moins 1 litre de liquide dont il faut se servir et, une fois qu'il a pénétré dans l'intestin, on peut ou retirer le liquide par le siphon, comme on le fait dans le lavage de l'estomac, ou bien enlever la canule et laisser le malade rendre lui-même son lavement.

Dans tous les cas où la congestion du foie est liée à un trouble de la copropoièse et du fonctionnement du gros intestin, ces irrigations s'imposent.

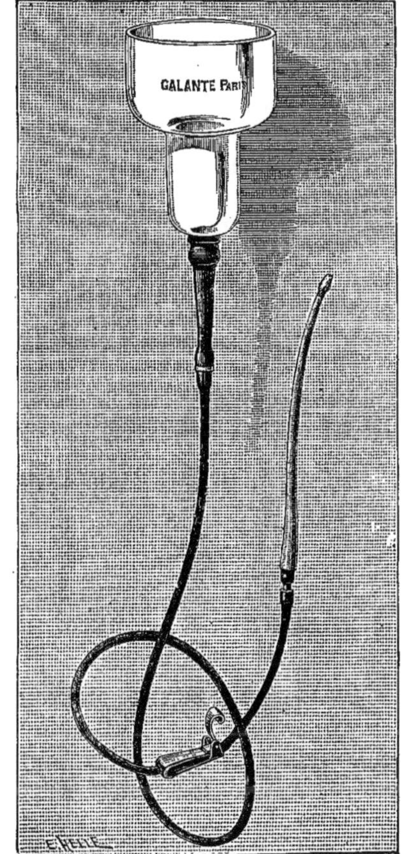

Fig. 7.

Existe-t-il des médicaments ayant une action décongestive sur le foie ?

Je ne le pense pas, et je ne crois pas que la thérapeutique soit en possession d'un médicament ayant une action élective spéciale sur les hypérémies hépatiques. Mais il existe des médicaments qui ont une action favorable, indirecte, il est vrai, mais non moins manifeste, sur ces congestions actives. Ce sont les alcalins, l'iodure et certaines substances qui activent la diurèse.

Les alcalins favorisent à coup sûr les fonctions de nutrition générale, et combattent les congestions du foie. C'est sur ce fait que sont basés les résultats favorables que l'on obtient des eaux thermales alcalines. Les triomphes que l'on retire des eaux de Vichy, de Marienbad et de Carlsbad, ou bien des eaux froides de Vals, sont une preuve certaine de cette action. Des alcalins.

Il est bon de remarquer que ce sont les sels de soude qui paraissent ici particulièrement indiqués; les sels de lithine, au contraire, si favorables dans la diathèse urique et dans les affections rénales, ne produisent aucun effet dans les affections hépatiques.

Bien entendu, il n'y a pas que les eaux alcalines qui sont indiquées dans les hypérémies du foie; toutes les eaux légèrement purgatives, en décongestionnant l'intestin et le système porte, peuvent avoir une action favorable. Je citerai, à cet égard, les eaux de Châtel-Guyon. De même celles qui s'adressent à la diathèse primitive, comme les eaux de Royat, de Kissingen, de Saint-Nectaire, etc.

De l'iodure de potassium.

L'iodure de potassium est un médicament favorable dans certaines congestions hépatiques, et son action résolutive s'y fait bien sentir. Outre l'action de l'iodure sur la circulation, il est certain que ce corps a des effets sur la nutrition, et c'est par cette double action nutritive et circulatoire que l'on peut expliquer les résultats heureux que l'on obtient de l'iodure dans les congestions hépatiques.

De l'acide hippurique.

L'action des autres médicaments est plus discutable. Poulet (de Plancher-les-Mines) a vanté beaucoup l'acide hippurique, et il a fait un sirop à l'acide hippurique dont voici la formule et qu'il a prescrit dans les hypérémies hépatiques :

℞ Acide hippurique pur.............	25 grammes.
Lait de chaux.....................	Q. S. pour neutraliser.
Sirop de sucre....................	500 grammes.
Essence de citron ou d'anis.......	Q. S.

On donne de quatre à cinq cuillerées de ce sirop par jour.

J'ai parfois obtenu de très bons effets de ce sirop dans certains cas ; mais c'est en agissant, je crois, comme diurétique que l'on peut expliquer cette action favorable de l'acide hippurique.

Du boldo.

Il en est de même du boldo, que j'ai étudié, il y a bien des années, avec Verne. Le boldo, qui a été très vanté, surtout dans l'Amérique du Sud, contre les affections hépatiques, agit comme diurétique et doit être placé dans le même groupe que l'acide hippurique.

De l'antisepsie intestinale.

A tous ces agents, il faut joindre une antisepsie intestinale rigoureuse, et cela au moyen de médicaments spéciaux et d'un régime alimentaire approprié.

N'oubliez jamais, en effet, que l'hypérémie hépatique, en modifiant les fonctions des cellules hépatiques, détruit les propriétés antiseptiques de ces cellules, de telle sorte que le foie ne constitue plus cette barrière vivante qui s'oppose à la pénétration dans l'organisme des toxines puisées à la surface du tube digestif. Il faut donc par un traitement spécial réduire à leur minimum ces toxines, et ce traitement est basé sur des cachets antiseptiques, d'une part, et le régime végétarien, de l'autre.

Pour les cachets, vous adopterez les deux formules suivantes; la première s'adresse aux hypérémies du foie compliquées de diarrhée, c'est la suivante :

℞ Salol...........................	
Salicylate de bismuth............	āā 10 grammes.
Bicarbonate de soude............	

En trente cachets.

L'autre formule, au contraire, est destinée aux congestions du foie accompagnées de constipation; c'est la suivante :

℞ Salol...........................	
Benzonaphtol....................	āā 10 grammes.
Bicarbonate de soude............	

En trente cachets.

Il est bien entendu que si la diarrhée ou la constipation sont trop opiniâtres, vous substituerez au bicarbonate de soude, dans le premier cas, la craie préparée et, dans le second, la magnésie.

Cette question de la diarrhée et de la constipation m'entraîne à vous parler du rôle des laxatifs. Ce rôle est très important. Les laxatifs sont d'abord un moyen d'éliminer en dehors les toxines intestinales; de plus, par la sécrétion intestinale qu'ils provoquent, ils décongestionnent le réseau porte; enfin, leur action cholagogue, en favorisant l'écoulement de la bile, produit aussi un effet favorable. C'est donc aux purgatifs salins et cholagogues que vous devrez avoir recours; pour les eaux salines, vous utiliserez surtout celles à sulfate de soude (Villacabras, Carabaña, Rubinat); pour les cholagogues, vous vous servirez du podophyllin, de l'évonymin, du cascara et des dérivés de ce cascara. Des laxatifs.

Il est une substance qui a été très vantée, et comme cholagogue et comme décongestionnant du foie, c'est le calomel. En Angleterre, c'est un médicament usuel dans le traitement des affections hépatiques. J'avoue que j'ai peu d'expérience du calomel, et cela parce que j'ai toujours mis une très grande timidité dans Du calomel.

son emploi. Il m'a toujours semblé que, chez les malades auxquels je prolongeais l'usage du calomel, il survenait des phénomènes d'hydrargyrisme ; et si le calomel à dose massive de 50 centigrammes à 1 gramme peut exceptionnellement constituer un bon médicament laxatif et purgatif chez les constipés hépatiques, je crois que, si l'on doit prolonger cette action purgative, il faut abandonner ce corps et avoir plutôt recours aux laxatifs dont je viens de vous parler.

Du régime végétarien.

Quant au régime végétarien, j'y ai insisté déjà si longuement que je n'y reviendrai pas de nouveau. Vous ordonnerez le lait, les œufs, les féculents, les légumes verts et les fruits.

Pour les viandes, vous préférerez aux viandes saignantes les viandes gélatineuses et très cuites, telles que la tête de veau, les pieds de mouton, les pieds de porc à la Sainte-Menehould, le bœuf à la mode, le veau en gelée, le fricandeau, le ragoût de mouton, le poulet au riz; et vous défendrez les poissons, les mollusques, les crustacés, le gibier, les choux et les fromages avancés.

Comme pain, vous ferez prendre de la croûte de pain, et comme boisson, soit du lait, soit un peu de vin blanc, coupé avec une eau légèrement alcaline.

Tel est le régime alimentaire que vous ferez suivre aux malades atteints de congestion du foie.

Du traitement des congestions passives.

Jusqu'ici, nous ne nous sommes occupés que de congestions actives, et il me faut maintenant vous parler des congestions passives. Ici, bien entendu, c'est au cœur que vous devez vous adresser. C'est la faiblesse de ses contractions qui entraîne de proche en proche la stase veineuse dans le foie ; c'est donc à lui qu'il faut s'adresser en premier lieu.

Des toniques du cœur.

Tous les toniques du cœur sont indiqués : digitale et digitaline, strophantus, caféine. Depuis que les travaux de Potain et de Huchard nous ont montré que les échecs qu'on avait eus avec la digitaline provenaient de la modération que nous mettions dans les doses employées, nous obtenons, il faut bien le reconnaître, de très bons résultats de la solution de digitaline cristallisée à la dose de 1 milligramme par jour. La formule dont je me sers est la suivante :

℞ Digitaline cristallisée soluble dans le chloroforme..	1	centigramme.
Alcool à 90 degrés..............................	9	grammes.
Glycérine...	6	—

Soixante gouttes de cette solution représentent 1 milligramme de digitaline. Je donne donc, trois fois par jour, 20 gouttes de cette solution aux malades asystoliques. Dans cette formule, j'insiste, bien entendu, sur la solubilité dans le chloroforme ; c'est ce qui nous permet de distinguer la digitaline française de la digitaline allemande, et comme cette dernière est quinze fois moins active que la première, vous voyez l'importance qu'il y a à bien préciser la digitaline dont on doit faire usage.

Le strophantus me donne aussi de très bons résultats ; je me sers soit de la teinture française au cinquième dont je donne 5 gouttes deux fois par jour, soit des granules d'extrait de strophantus de 1 milligramme, à raison de quatre par jour.

Enfin, dans certains cas de dégénérescence fibreuse et de sclérose du myocarde, la caféine en injections sous-cutanées est parfaitement indiquée.

A ce traitement il faut joindre les purgatifs, et ici ce sont les drastiques qu'il faut employer. Enfin, le régime végétarien s'impose ; Potain va même plus loin et conseille, dans ces cas, le régime lacté exclusif.

Des hémorragies.

Pour terminer, il ne me reste plus qu'à vous parler du traitement des accidents secondaires qui découlent des hypérémies du foie, et je désire vous dire quelques mots à ce propos du traitement des hémorragies par l'application de révulsifs sur la région hépatique.

Galien, avant Fernel, avait déjà signalé cette action favorable des révulsifs appliqués sur la région du foie pour guérir les épistaxis, et si l'écoulement se faisait par la narine droite, c'était sur le foie qu'on faisait la révulsion, et sur la rate si l'hémorragie avait lieu par la narine gauche.

Norman, Chevers, Gubler et particulièrement Monneret avaient aussi insisté sur la fréquence des hémorragies nasales dans les affections hépatiques. Mais c'est Verneuil et ses élèves qui, dans ces dernières années, ont le plus insisté sur ce point. Dans une communication faite en avril 1887 à l'Académie de médecine (1), Verneuil insistait sur le traitement de certaines épistaxis rebelles par l'application de vésicatoires sur la région du foie, et il citait à cet égard un grand nombre d'observations personnelles remontant à 1872. Depuis, bien des cas analogues ont été si-

(1) Verneuil, *Bulletin de l'Académie de médecine*, 1887, t. XVIII, p. 489.

gnalés, particulièrement par L.-H. Petit et par Harkin (1), et tous arrivent à cette conclusion que, chez les malades atteints d'hémorragies rebelles, il faut examiner avec le plus grand soin la région du foie et même celle de la rate, et si l'on constate des altérations de ces organes, appliquer des révulsifs sur ces régions, suivant en cela la pratique de Galien.

Parmi les faits invoqués à l'appui de cette manière de voir, il faut citer surtout les observations de Tachard (de Colombes), de Gérard Marchant, de Sales (de Boulogne-sur-Seine), de Tiriakan (de Constantinople), qui donnent raison à la conclusion que donnait L.-H. Petit en 1888, et qu'il formulait en ces termes : « Quand on est en présence d'un malade atteint d'une hémorragie spontanée, il est indiqué d'examiner l'état du foie, et si cet organe ne présente pas ses caractères normaux, d'appliquer un vésicatoire dans la région qu'il occupe.

Ces hémorragies peuvent, d'ailleurs, se produire du côté des fosses nasales, du côté des poumons et du côté de l'anus. Il existe même des hémorragies traumatiques ayant la même origine. Bien entendu, l'énergie et la durée de la révulsion doivent être proportionnées à l'intensité de l'hémorragie, et si le vésicatoire ne suffit pas, il faut avoir recours aux pointes de feu.

Nous n'avons pas encore une explication satisfaisante de cette action des congestions hépatiques et, en particulier, de l'hypérémie du foie sur la production de ces hémorragies. Dans la discussion qui s'est élevée à la suite de la communication du professeur Verneuil, Colin (d'Alfort) avait invoqué une théorie mécanique qui modifiait les conditions de circulation du sang. De mon côté, j'avais pensé que les troubles fonctionnels de la cellule hépatique modifiaient les fonctions hématopoiétiques du foie, et que c'était surtout en altérant le liquide sanguin que les congestions du foie favorisaient les hémorragies. Cette opinion a été aussi soutenue par Harkin. Verneuil, au contraire, pense que c'est par action réflexe qu'on agit utilement sur les hémor-

(1) L.-H. Petit, *Du traitement des hémorragies nasales par la révulsion sur la région hépatique* (*Bulletin de thérapeutique*, 1888, t. CXV, p. 49, et *Bulletin de thérapeutique*, septembre 1892, t. CXXII). — Harkin, *On vicarious bleeding from the under lip, with cases, and remarks on the modern treatment of hemorroids* (*The Lancet*, 30 octobre 1886, t. II, p. 813).

ragies rebelles, en employant la révulsion sur les régions hépatique et splénique.

Quelle que soit l'opinion qu'on adopte, le fait n'en est pas moins réel, et l'on doit toujours l'avoir présent à l'esprit quand on est en présence d'hémorragies persistantes.

J'en ai fini avec cette longue leçon sur la congestion hépatique. Dans la prochaine leçon, je vous parlerai des cirrhoses et de leur traitement.

NEUVIÈME LEÇON

DU TRAITEMENT DES CIRRHOSES.

MESSIEURS,

On donne le nom de *cirrhose* à une inflammation chronique du foie caractérisée anatomiquement par l'hyperplasie généralisée de l'élément conjonctif étouffant ainsi les cellules hépatiques. Cette définition, si simple, n'est que de date récente, et il a fallu bien des années et bien des travaux pour arriver à avoir de la cirrhose une conception aussi claire et aussi précise. Définition.

Ce qui a, pendant de longues années, jeté le plus de désarroi dans la conception des cirrhoses, c'est cette idée anatomique erronée que le foie était composé de deux substances : l'une rouge, l'autre jaune, et que c'était à la prédominance de l'une des substances, la substance jaune sur l'autre, qu'il fallait attribuer tous les désordres produits par cette inflammation chronique du foie.

C'est, comme vous le savez, Laënnec qui, le premier, attribue à cette sorte d'inflammation le nom de *cirrhose*, et cela parce que les granulations dont le foie est parsemé, granulations qu'il considérait de nature néoplasique, présentaient une couleur spéciale tirant sur le roux (κιῤῥός, roux). Mais c'est Dujardin et Verger qui, en 1839, ont surtout soutenu l'opinion de l'existence de deux substances dans le foie, l'une jaune et l'autre rouge, opinion que Ferein et Andral avaient déjà défendue bien antérieurement. Becquerel reprit les mêmes idées, mais avec d'autres arguments; il soutient que cette hypertrophie du tissu jaune est due à l'infiltration de cette substance par une matière plastique de nature albumino-fibreuse. Historique.

C'était un premier pas dans la voie qui devait être suivie dans la suite. Grâce aux examens microscopiques, on eut sur l'anatomie du foie des données plus précises, cela surtout à la suite des travaux de Kearnan, et nous arrivons ainsi jusqu'en 1853, où, dans sa thèse d'agrégation, Gubler montre qu'il s'agit bien ici d'une hyperplasie de l'élément conjonctif qui, en détruisant l'élément cellulaire, atrophie et déforme le foie.

Cette atrophie était, pour ces auteurs, le plus souvent partielle ; mais elle constituait un des éléments caractéristiques de la cirrhose.

Ce dernier point fut bientôt attaqué, et cela dès 1857, par Todd, qui montra que l'atrophie que les auteurs précédents considéraient comme un élément essentiel de la cirrhose pouvait ne pas exister, et près de vingt ans après, en 1876, Hanot, dans son beau travail sur la cirrhose hypertrophique, montrait combien l'idée de Todd avait été juste en décrivant une cirrhose hypertrophique.

Division des cirrhoses.

Depuis, bien des travaux ont été faits sur ce point et nous pouvons dire aujourd'hui qu'il n'existe pas une cirrhose, mais bien des cirrhoses, c'est-à-dire que l'hyperplasie de la gangue conjonctive du foie peut avoir pour point de départ les différents canaux qui sillonnent le foie, et c'est cette idée générale qui me guidera dans la division, que je vais vous proposer, des différentes cirrhoses.

Lorsque je vous ai parlé du foie biliaire et du foie sanguin, nous avons vu que la glande hépatique possédait non seulement des conduits biliaires, mais encore des veines afférentes et efférentes, des vaisseaux nourriciers qui lui sont fournis par le système artériel. Si vous ajoutez à tous ces conduits un réseau lymphatique, vous aurez une conception des différents conduits circulatoires avec lesquels le parenchyme hépatique est en contact.

Chacun d'eux peut provoquer, dans le tissu cellulaire de ce parenchyme, un processus inflammatoire auquel nous pourrons attribuer le nom de *cirrhose*. Par les radicules de la veine porte, nous aurons la cirrhose la plus fréquente, la mieux connue : c'est la cirrhose commune, la cirrhose de Laënnec. Les veines sushépatiques détermineront un ensemble pathologique différent : c'est la cirrhose des cardiaques, le foie muscade des anciens auteurs.

L'inflammation de l'endartère de l'artère hépatique déterminera une cirrhose encore mal connue : c'est celle que l'on constate chez les artério-scléreux.

L'inflammation des conduits biliaires dans l'intérieur même du parenchyme hépatique et des radicules d'origine de ces conduits amène un état particulier du foie qui s'éloigne considérablement de la cirrhose classique ou des buveurs : c'est la cirrhose biliaire hypertrophique d'Hanot.

Enfin, le réseau lymphatique peut être le point de départ, lui aussi, de cette inflammation, et déterminer alors des brides cicatricielles : c'est la cirrhose des syphilitiques.

Dans cette leçon, je ne m'occuperai que de la cirrhose dite de *Laënnec*, encore appelée *cirrhose alcoolique* ou *des buveurs*. Je laisserai de côté les autres cirrhoses, et cela parce que les unes sont mal connues et mal déterminées et que les autres présentent, par leur incurabilité complète, une thérapeutique pour ainsi dire négative.

C'est ce qui arrive pour la cirrhose biliaire hypertrophique. Si au point de vue clinique et anatomo-pathologique, nous sommes bien renseignés sur cette cirrhose, il faut reconnaître qu'au point de vue thérapeutique les données sont des plus aléatoires, et je n'en connais pas de meilleure preuve que la phrase suivante que je tire de l'excellent travail publié par Hanot (1) : « Il est impossible de donner des indications bien précises sur le traitement de la cirrhose hypertrophique. » Il cite l'opinion du professeur Sacharjin (de Moscou), qui aurait guéri, par le calomel, un cas de cirrhose biliaire hypertrophique (2). Mais il fait remarquer que, dans ce cas, il s'agissait d'une cirrhose hypertrophique alcoolique accompagnée d'ictère et d'ascite qui, elle, est curable, comme je vous le démontrerai plus loin.

D'ailleurs, les moyens employés pour combattre la cirrhose biliaire hypertrophique avec ictère sont les mêmes que ceux mis en usage pour la cirrhose commune, et c'est sur ceux-là seuls que je désire insister.

Mais nous avons une première question à résoudre : c'est de savoir si la cirrhose atrophique commune est curable, et c'est ce point que je désire discuter avec vous. De la curabilité de la cirrhose.

Lorsqu'on consulte les nombreuses observations sur lesquelles

(1) Hanot, *la Cirrhose hypertrophique avec ictère chronique* (*Bibl. méd.*, Charcot-Debove, p. 127. Paris, 1892).

(2) Sacharjin, *Das Calomel bei der Behandlung der hypertrophischen Lebercirrhose und in der internen Theraper in Allgemeinen* (*Zeitschrift für Kl. med.*, Berlin, 1885, p. 501, 521).

on appuie la possibilité de la disparition des symptômes ascitiques chez les cirrhotiques, on arrive à cette conclusion que j'espère vous faire partager : c'est que, si la cirrhose hépatique a été très rarement guérie dans le sens absolu du mot, elle a offert, dans un nombre de cas notable, une guérison relative, et que l'on a vu pendant des années l'épanchement disparaître.

Le nombre de ces cas jusqu'ici recueillis dans la science atteint presque cent, et vous trouverez dans l'excellent travail de mon élève le docteur Eugène Willemin, la relation détaillée de plus de quatre-vingt-huit de ces observations (1).

Historique. Sans remonter aux anciennes observations d'Hippocrate, de Galien, de Riolan, de Portal, où sont signalés des cas d'ascite qui ont guéri soit spontanément, soit après ponction, observations auxquelles on peut adresser le grand reproche que, la cirrhose étant inconnue à cette époque, il est difficile de préciser dans ces observations la cause de l'épanchement abdominal, nous signalerons tout particulièrement le travail de Chrestien (de Montpellier), qui, à propos de l'utilité du lait dans le traitement de l'*hydropisie ascite*, cite des cas de guérison d'ascite chez des alcooliques.

C'est Semmola (de Naples) qui signale le premier, en 1879, la possibilité de la guérison de la cirrhose alcoolique par un régime lacté exclusif. Pour lui, cette guérison est possible aux premières périodes de la maladie, et avant que le foie ait subi un travail atrophique (2).

Déjà en 1874 Leudet appelait l'attention sur la curabilité d'épanchements ascitiques déterminés par des lésions du péritoine chez les alcooliques ; puis il revient sur ce même sujet, en 1879, au congrès de Montpellier (3).

En 1881, la guérison des cirrhoses du foie était signalée par Bouveret (de Lyon), mais c'est la discussion qui s'est élevée à la suite d'une communication faite par Troisier à la Société des hôpitaux, le 9 juillet 1886, qui a donné à cette question un regain d'actualité.

(1) Willemin, *De la curabilité des accidents péritonéaux hépatiques d'origine alcoolique : Ascite curable, Cirrhose curable* (Thèse de Paris, 1890).

(2) Semmola, *Journal de thérapeutique de Gubler*, 10 et 25 octobre 1879 ; *Lezioni di clinica therapeutica*, Naples, 1889, t. VI. (Voir Nothnagel, *Internationale klinische Rundchau*, Vienne, 15 décembre 1889.)

(3) Leudet, *Lésions du péritoine chez les alcoolisés* (Congrès pour l'avancement des sciences, huitième session, Montpellier, 1879, p. 860).

Troisier signalait une observation de disparition de l'ascite à la suite d'une diurèse abondante, dans un cas de cirrhose probable du foie, et il posait la question en ces termes : « Existe-t-il une forme curable de la cirrhose alcoolique du foie ? ». Et successivement, Dieulafoy, Letulle, Bucquoy, Rendu, Richard, Millard et moi-même, nous communiquions à la Société des hôpitaux, dans l'année 1886 et dans les années suivantes, une série d'observations de guérison évidente de cirrhose hépatique (1).

L'année suivante, en 1887, notre collègue, le docteur Lancereaux, communiquait à l'Académie, sur le traitement des cirrhoses du foie, un travail fort intéressant, et il montrait dans dix observations, dont l'une remontait à 1860 et avait été recueillie dans le service du docteur Marotte, que la cirrhose était curable, du moins d'une façon relative (2). Millard, en 1888, relatait à son tour trois observations de guérison de cirrhose alcoolique (3).

Enfin, si à cette masse de documents j'ajoute les thèses de Desaux, de Françon, de Ribeton, de Marini, et tout particulièrement d'Eugène Willemin, vous aurez toutes les observations recueillies, du moins dans notre pays.

Mais à l'étranger des faits analogues ont été aussi constatés, et je vous signalerai les observations de Goodin, de Debrun, de Pétrone, et plus récemment encore, le travail de M. Clemente Ferreira (de Rio-de-Janeiro), où l'on trouve réunis quatre faits de guérison de cirrhose hépatique (4).

Classification des cas de guérison.

Ces observations peuvent se grouper, comme l'a fait d'ailleurs Willemin, en trois chapitres distincts : d'abord, un groupe très

(1) Voir *Bulletin* et *Mémoires de la Société des hôpitaux*, t. III, 2e série, 1886, p. 326, et t. V, 3e série, 1888, p. 477.

(2) Lancereaux, *le Traitement des cirrhoses du foie* (*Bulletin de l'Académie de médecine*, 30 août 1887).

(3) Millard, *Note sur trois cas de guérison de cirrhose alcoolique* (*Bulletin* et *Mémoires de la Société des hôpitaux*, séance du 20 novembre 1888, t. V, 3e série, p. 477).

(4) Desaux, *De la curabilité relative de quelques accidents hépatiques d'origine alcoolique* (Thèse de Paris, 1887). — Françon, *Etude sur les hépatites chroniques alcooliques et leur curabilité* (Thèse de Lyon, 1888). — Marini, *Essai sur le traitement des cirrhoses* (Thèse de Paris, 1889).— Willemin, *De la curabilité des accidents péritonéaux alcooliques d'origine hépatique* (Thèse de Paris, 1890). — Clemente Ferreira, *De la curabilité de la cirrhose hépatique* (*Bulletin de thérapeutique*, 30 octobre 1892, t. CXXIII).

nombreux de malades alcooliques qui ont vu disparaître, sous l'influence d'un traitement approprié, leur ascite et leurs accidents hépatiques, mais qui ont ensuite été perdus de vue par les observateurs.

Dans le second groupe, se trouvent ceux de ces mêmes malades qui ont pu être suivis, et alors nous voyons, dans près de la moitié des cas, la récidive se produire, et cela dans un laps de temps qui varie d'un à quatre ans.

Enfin, dans un dernier groupe, pour nous de beaucoup le plus important, car il est absolument démonstratif, une maladie intercurrente survenant entraîne la mort du malade, et l'autopsie confirme alors le diagnostic de cirrhose.

Observation. Une des observations les plus typiques à cet égard est celle que j'ai présentée à la Société des hôpitaux, le 13 août 1886, et vous me permettrez de la résumer ici en quelques mots.

Il s'agissait d'un homme de trente-huit ans, qui était entré le 17 février 1886 dans mon service de l'hôpital Cochin pour une ascite. Cet homme était manifestement alcoolique, et cela par sa profession, car il était garçon marchand de vins. Il portait d'ailleurs tous les stigmates de l'intoxication éthylique : tremblement des mains, cauchemars, pituites matinales.

L'ascite augmentant et la cachexie se prononçant, on ponctionne le malade et on retire cinq litres et demi de liquide. Cette ponction a lieu le 10 mars. Comme traitement, on lui donne du lait et la solution d'hippurate de chaux dont je vous ai parlé dans la leçon précédente.

Sous cette influence, l'ascite ne se reproduit plus, le malade engraisse, et nous le gardons ainsi en observation jusqu'au 26 mai. Sa guérison est presque complète, sauf cependant une augmentation de volume du foie.

Nous lui accordons malheureusement une sortie le 26 mai ; il en profite pour se griser, il s'endort dans le bois de Meudon, y passe la nuit, est pris le matin d'un frisson intense, et rentre alors le 27 avec une pneumonie du poumon gauche ; il succombe le 29.

Comme vous le comprenez, il y avait un grand intérêt à savoir si ce malade était bien atteint de cirrhose hépatique. L'autopsie fut donc faite avec le plus grand soin, et le docteur Dubief voulut bien faire l'examen histologique du foie.

Cet organe pesait 2k,700. A la coupe, il criait sous le couteau, et la substance hépatique présentait les granulations classiques de la cirrhose. La rate était volumineuse et pesait 800 grammes; il y avait de la périsplénite comme cela est d'ailleurs la règle dans les cas de cirrhose de Laënnec.

L'examen histologique, que je reproduirai ici en son entier, montrait les lésions suivantes : chaque lobule hépatique était entouré d'une large bande de tissu conjonctif adulte, de laquelle partaient des tractus plus minces qui pénétraient dans l'intérieur même du lobule, à travers les cellules hépatiques. Mais les cellules hépatiques étaient normales dans la plupart des lobules; seulement, dans un certain nombre, il existait manifestement une dégénérescence graisseuse de ces lobules (1).

Conditions de la guérison.

Cette autopsie nous montrait d'une façon évidente que notre homme était bien atteint de cirrhose, comme nous l'avions diagnostiqué, mais d'une cirrhose peu avancée, où le processus scléreux n'avait pas encore détruit la cellule hépatique, et ceci me conduit à aborder ici un autre point du problème thérapeutique qu'il me faut résoudre : c'est que, puisqu'il est démontré que la cirrhose alcoolique peut guérir, à quelle période cette guérison peut-elle être obtenue, et comment est-elle obtenue ?

C'est toujours aux périodes commençantes de la cirrhose que l'on obtient la guérison, mais à mesure que la rétraction du tissu conjonctif se produit, détruisant ainsi la cellule hépatique, la guérison devient de plus en plus rare, et cela, à ce point que Semmola a soutenu que lorsque le foie était atrophié et déformé, cette guérison ne pouvait plus avoir lieu.

C'est donc, comme l'ont dit Hanot et Gilbert, les cirrhoses à gros foie qui présentent les plus grandes chances de guérison; ce sont, en un mot, les seules qui aient guéri. L'observation que je vous ai citée en est un remarquable exemple ; il y avait bien hyperplasie du tissu conjonctif, mais la cellule hépatique elle-même n'était pas détruite, et le foie pesait 2k,700.

Du pronostic.

Pouvons-nous, pendant la vie, reconnaître par des symptômes positifs l'état de la cellule hépatique, et en dehors des signes physiques qui nous permettent de reconnaître le volume du foie, avons-nous d'autres symptômes qui puissent nous guider dans notre pronostic ?

(1) Dujardin-Beaumetz, *Sur un cas de guérison de cirrhose* (*Bulletin et Mémoires de la Société des hôpitaux*, 13 août 1886, t. III, 2e série, p. 389).

Signes tirés de l'examen des urines.

Les signes les plus importants sont tirés presque exclusivement de l'examen des urines, et dans un excellent article sur le pronostic dans la cirrhose alcoolique, Mérigot de Treigny avait raison de rappeler ce fait(1): plus les urines sont rares, plus elles résistent aux agents diurétiques ordinaires, plus aussi notre pronostic est grave.

La présence de l'urobiline vient compléter ce premier renseignement. Dans les leçons précédentes, et à propos du foie antiseptique, je vous ai montré la valeur de ces recherches et comment vous devez y procéder.

Enfin, deux autres signes pourront vous indiquer l'état de la cellule hépatique : c'est la quantité d'urée sécrétée en vingt-quatre heures d'une part, la glycosurie alimentaire de l'autre. Mais il ne faut pas attacher à ces renseignements plus d'importance qu'ils n'en ont en réalité.

De l'urée.

Pour l'urée, les cirrhotiques, surtout aux périodes avancées de leur maladie, ont une nutrition tellement troublée et s'alimentent avec tant de difficultés, que l'on comprend facilement la faible quantité du chiffre de l'urée, sans faire, pour cela, intervenir la disparition plus ou moins complète de la cellule hépatique. Cependant pour Semmola, lorsque chez le cirrhotique soumis au régime exclusif du lait la quantité d'urée augmente, il faut en tirer un pronostic favorable.

De la glycosurie alimentaire.

Pour la glycosurie, vous vous rappelez que l'on a conseillé, comme je vous l'ai déjà dit à propos du foie antiseptique, d'administrer du sirop de glycose aux malades et de rechercher sa présence dans les urines, présence qui serait la règle lorsque la cellule hépatique est détruite.

Mais le problème ici est plus complexe qu'on ne pense, et quand je vous ai parlé du foie glycogène, je vous ai montré ce fait important, c'est que, lorsque survient, chez un diabétique, une cirrhose hépatique, le diabète disparaît, et cela malgré une alimentation féculente. Cela se comprend facilement par suite de la destruction des fonctions glycogéniques du foie.

Il n'y a pas entre ces deux faits de contradiction ; vous administrez du glycose à un individu privé de cellules hépatiques ; ce glycose n'est pas emmagasiné dans le foie et il peut passer dans

(1) Mérigot de Treigny, *Du pronostic de la cirrhose alcoolique* (*Revue générale de clinique et de thérapeutique*, 26 octobre 1892, p. 674).

les urines. Chez un diabétique, au contraire, qui, par suite des fonctions exagérées de la glande hépatique, fabriquait une quantité de glycose supérieure à celle destinée à entretenir la glycémie physiologique, survient une maladie qui détruit les fonctions glycogéniques ; le diabète disparaît, et cela malgré une alimentation féculente. Mais, en résumé, il y a là, comme vous le voyez, des conditions qui diminuent beaucoup la valeur de ces deux réactifs.

De l'ascite.

En fait et en pratique, le signe le plus important est la réapparition plus ou moins rapide de l'ascite. Lorsque cette réapparition se fait lentement après la ponction ou même ne se fait plus, on est en droit de penser que, malgré les altérations hépatiques, il reste une portion suffisante de la glande pour permettre à la circulation de s'établir et aux fonctions du foie de se faire.

Mais cette question de la disparition de l'ascite chez les alcooliques soulève un tout autre débat, dont il est nécessaire que je vous entretienne. L'ascite, chez les alcooliques, est-elle toujours sous la dépendance d'une cirrhose ?

De la péritonite chez les alcooliques.

Les faits cliniques ont répondu à cette question, et Lancereaux, dès 1863, puis Thomeuf, en 1869, Leudet, en 1874 et en 1879, et enfin Hilton-Fagge, en 1875, affirmaient qu'il peut exister, chez les alcooliques, une péritonite chronique avec ascite d'origine éthylique, et l'on comprend combien est difficile et délicat le diagnostic de l'ascite par péritonite d'origine alcoolique et celle que détermine la cirrhose alcoolique.

Il est probable que, dans les observations signalées comme guérisons de cirrhose, il est nécessaire de faire une large part à ces cas de péritonite chronique. Il est même probable que les observations où la guérison a eu lieu après un très grand nombre de ponctions, plus de trente dans certains cas, doivent être attribuées à des cas d'ascite suite de péritonite chronique.

Outre cette péritonite chronique d'origine alcoolique admise par un grand nombre d'auteurs, il faut aussi songer que, la tuberculose étant une complication fréquente de l'alcoolisme, on peut rencontrer, chez les alcooliques, des péritonites chroniques avec épanchement ayant cette origine.

Résumé.

Ainsi donc, je crois que l'on peut aujourd'hui résumer cette question en disant que, chez les malades atteints de cirrhose aux premières périodes de son développement et en particulier à la phase hypertrophique où la cellule hépatique n'est pas dégénérée ou étouffée, on peut obtenir une guérison, relative bien entendu, et cela pour les deux raisons suivantes : que jamais le proverbe *Qui a bu boira* ne s'applique mieux que dans ces cas de cirrhose des buveurs, d'une part ; et que, de l'autre, l'état de fonctionnement incomplet du foie où se trouvent ces malades les place dans des conditions mauvaises. Le moindre froid ou bien encore le moindre excès alimentaire peut ou déterminer de nouvelles congestions hépatiques, ou bien encore le retour de l'épanchement.

Étiologie.

Je n'ai rien à vous dire sur la cirrhose au point de vue étiologique. C'est la maladie professionnelle par excellence, et l'on peut dire que le plus grand nombre des cirrhotiques le sont par leur profession.

Recherches expérimentales.

Dans les expériences que j'avais entreprises avec le docteur Audigé, en développant l'alcoolisme chronique chez des porcs par l'introduction quotidienne d'alcools de différentes natures par l'estomac, expériences qui ont duré près de trois ans, si nous avons déterminé un grand nombre des symptômes et des lésions de l'alcoolisme, et en particulier l'altération des vaisseaux, nous n'avons jamais pu obtenir la cirrhose hépatique, et cela résulte de la disposition anatomique du foie chez ces animaux. Le cloisonnement des lobules hépatiques, cloisonnement très résistant, protège la cellule hépatique contre l'étouffement déterminé par le processus scléreux.

C'est à peu près aux mêmes résultats que sont arrivés les différents auteurs qui ont expérimenté sur les animaux, Sabourin (1), Laffitte (2). Cependant Strauss et Blocq (3) ont pu, chez le lapin, obtenir des désordres un peu plus accusés, mais qui s'éloignent cependant considérablement de la cirrhose de Laënnec.

Traitement de la cirrhose.

Une fois tous ces points discutés, il ne me reste plus, pour terminer cette leçon, qu'à vous entretenir de la partie qui vous intéresse le plus, c'est-à-dire des moyens à mettre en œuvre pour obtenir la guérison, quand elle est possible, de la cirrhose, et je commencerai tout d'abord par l'étude de la paracentèse.

Lorsqu'en effet vous êtes appelé près d'un cirrhotique, c'est,

(1) Sabourin, *la Glande biliaire de l'homme*, 1888, page 100.

(2) A. Laffitte, *l'Intoxication alcoolique expérimentale et la Cirrhose de Laënnec* (Thèse de Paris, 1892).

(3) Strauss et Blocq, *Archives de physiologie*, tome Ier, 1887, page 409.

dans l'immense majorité des cas, lorsque l'épanchement abdominal s'est produit et que, par son développement, il gêne les fonctions digestives et respiratoires du malade. La phase préascitique, comme le dit Chauffard, qui précède l'épanchement abdominal, passe le plus souvent inaperçue.

Habitué à des congestions fréquentes du côté du foie, l'alcoolique y prête peu d'attention ; il ne s'occupe pas davantage des troubles qui se passent du côté des urines, et même, au début du développement de l'abdomen, il accuse plus souvent l'embonpoint que l'épanchement ascitique pour l'expliquer, et cela résulte de ce fait dominant, c'est que la cirrhose évolue même jusque dans ses périodes ultimes sans provoquer de douleur.

Donc, quand vous serez appelé, c'est toujours parce que l'épanchement est devenu considérable, et le premier point à discuter est de savoir si vous devez intervenir par la paracentèse ou si, au contraire, il y a avantage à la retarder.

D'abord, établissons ce premier fait : c'est que, quand l'épanchement dépasse 6 à 7 litres, il est bien difficile que, par les autres moyens thérapeutiques, nous puissions le faire disparaître. Cet épanchement gêne, en effet, les fonctions digestives et surtout les fonctions urinaires. Il faut donc ou laisser le malade en l'état ou bien intervenir. Cette intervention est-elle dangereuse ?

De la ponction.

Dans l'immense majorité des cas, non. Je ne parle pas, bien entendu, de l'opération, qui ne se complique qu'exceptionnellement d'accidents ; c'est une des plus simples de la petite chirurgie, et depuis que je suis médecin des hôpitaux, qu'elle ait été pratiquée par moi ou par les élèves du service, je ne l'ai jamais vue être la cause d'accidents immédiats.

Des hémorragies.

Mais il est des accidents secondaires qu'il faut que vous connaissiez et qui ont été bien exposés dans la thèse d'un de mes élèves, le docteur Ch. Ehrhardt (1). On voit, en effet, dans le cours des cirrhoses, soit avant la ponction de l'ascite, soit après cette ponction, se produire des hémorragies profuses du côté de l'estomac ou de l'intestin.

Ces hématémèses et ces mélænas résultent des varices de tout le réseau de la veine porte, varices provoquées elles-mêmes par l'arrêt circulatoire qui se produit dans le parenchyme hépatique,

(1) Ch. Ehrhardt, *Des hémorragies gastro-intestinales profuses dans la cirrhose et dans diverses maladies du foie* (Thèse de Paris, 1891).

et l'on comprend que, sous l'influence de causes diverses, ces varices donnent lieu à d'abondantes hémorragies.

Y a-t-il toujours, dans ces cas, ulcération ? Non, et le relevé qu'a fait un autre de mes élèves, le docteur Courtois-Suffit, avec son maître Debove, nous a montré que les ulcérations faisaient le plus souvent défaut (1). Il se produit là ce qui arrive pour les hémorroïdes, une véritable diapédèse du sang à travers les parois veineuses distendues.

Parmi les causes qui favorisent cette hémorragie veineuse, il faut placer les causes d'irritation et de congestion ; les unes résultent de l'action locale des alcools, qui irritent et enflamment la muqueuse gastro-intestinale ; les autres proviennent de l'action du froid, qui, en congestionnant l'abdomen, augmente l'afflux sanguin veineux. Enfin, il en est d'autres qui proviennent de modifications dans la statique abdominale.

Lorsque le cirrhotique a une ascite abondante, le liquide épanché fait une compression mécanique sur tout le réseau distendu de la veine porte. Il agit comme, par exemple, nos bas élastiques pour les varices des membres inférieurs et s'oppose donc, dans une certaine mesure, à la phlébectasie du réseau porte. Mais que l'on vienne à changer brusquement ces conditions circulatoires en retirant rapidement la quantité de liquide accumulée dans l'abdomen et l'on verra alors se produire une distension considérable du réseau veineux, qui pourra amener ces hémorragies profuses.

Ce que je vous dis là n'est nullement théorique, et vous avez vu encore tout récemment, dans mon service, ce fait se reproduire : un malade, atteint de cirrhose, très cachectique, entre dans notre service ; on le ponctionne et, deux jours après, il succombait ; l'autopsie nous montra la cause de ce décès rapide provoqué par des hémorragies gastro-intestinales et même péritonéales. De là ce principe de ne jamais soustraire une trop grande quantité à la fois de liquide chez les cirrhotiques et, de plus, de faire cette soustraction lentement.

Le second point est facilement obtenu ; il vous suffira de vous servir de l'aspirateur Potain pour avoir un écoulement lent du liquide. Il vous faut donc repousser les gros trocarts et procéder lentement et par aspiration à l'écoulement du liquide.

(1) Debove et Courtois-Suffit (*Société médicale des hôpitaux*, 17 octobre 1890).

Des ponctions successives.

Je crois aussi qu'il serait préférable de faire des ponctions successives que de retirer tout le liquide contenu dans l'abdomen; c'est là une condition, je le reconnais, à laquelle ni le malade ni le médecin ne consentent volontiers. Le malade réclame toujours qu'on retire le plus de liquide possible et, comme généralement l'opération marche bien, le médecin cède volontiers à la demande du patient. Je crois donc qu'il est plus raisonnable de retirer 5 litres, par exemple, et de recourir plutôt à des ponctions successives qu'à une ponction totale faite en une seule fois.

Mais tout cela dépend de bien des circonstances, de l'état général du malade, de la quantité de liquide épanché, de la gêne respiratoire.

Mais une fois ces réserves faites, je crois qu'il est toujours nécessaire de recourir à une première ponction, quitte à la fractionner en ponctions successives.

Ouverture permanente.

Cette condition que doit remplir la ponction chez le cirrhotique d'écouler lentement le liquide et en faible quantité chaque fois a fait penser à quelques médecins que l'on pouvait utiliser ici le procédé qui consiste à maintenir permanente l'ouverture faite à l'abdomen.

Ce procédé, il faut bien le reconnaître, donne en pratique des résultats fort médiocres. Ou bien l'ouverture se bouche rapidement, ce qui s'oppose à obtenir le résultat désiré; ou bien l'écoulement persiste, et l'on voit alors survenir, sous l'influence de cet écoulement incessant, des inflammations plus ou moins graves qui ont pour point de départ le contact du liquide avec la peau.

Il se produit ici des accidents analogues à ceux qui surviennent à la suite des piqûres que nous pratiquons dans les cas d'œdème des membres inférieurs et aux périodes ultimes des affections cardiaques. Donc je crois qu'il est plus sage de recourir tout simplement à la ponction partielle.

Des ponctions ultérieures.

Voilà pour la première ponction. Il me reste à vous tracer votre conduite pour les ponctions ultérieures. Si vous videz complètement l'abdomen dans la ou dans les premières ponctions, la question de votre nouvelle intervention résultera de la rapidité avec laquelle se fait l'épanchement d'une part et la résistance du malade de l'autre. Dans la cirrhose, la ponction de l'ascite n'est jamais que palliative, et lorsque le liquide se reproduit rapidement, on comprend l'épuisement que détermine la production énorme de liquide, jusqu'à 20 et 25 litres, qui est fournie par l'économie. Aussi faut-il retarder autant que possible votre intervention dans ces cas et ne la faire que contraint et forcé par les troubles asphyxiques résultant d'une gêne de la respiration.

Quand au contraire la reproduction est lente et que l'on peut mettre quatre, cinq, six semaines, et même davantage entre chaque ponction, on peut intervenir à nouveau avec plus de hardiesse. Il est des malades, en effet, qui ont supporté pendant des années des ponctions, et je vous ai dit à ce propos quelles réserves il fallait faire pour le diagnostic de pareils cas, surtout suivis de guérison, et si l'on ne devait pas se demander si, dans ces cas, il ne s'agissait pas de péritonite chronique.

Cependant mon élève Caussade a signalé un cas de cirrhose hépatique où en trois ans il avait été fait treize ponctions ayant donné issue à plus de 300 litres, et Troisier un autre fait analogue où la guérison a eu lieu après dix-huit ponctions.

En effet, dans la cirrhose, la mort résulte non seulement du trouble circulatoire entraînant les épanchements, les troubles digestifs et les hémorragies, mais d'un autre facteur sur lequel on n'a pas assez insisté; je veux parler de la suppression des fonctions hépatiques.

Cette suppression entraîne un ensemble symptomatique qui a été comparé à l'urémie, et l'on voit en effet les individus succomber souvent à un coma très analogue à celui qu'on observe chez les malades atteints de suppression des fonctions rénales.

Du lait.

Après la paracentèse vient, par ordre d'importance au point de vue du traitement des cirrhoses, l'usage du lait. C'est là, il faut le reconnaître, une application des plus heureuses du régime lacté exclusif, et, à cet égard, tous les auteurs sont unanimes, et depuis Chrestien (de Montpellier), qui vantait, dès 1831, l'utilité du lait dans le traitement de l'hydropisie ascite jusqu'à notre époque, tous les cirrhotiques ont été soumis à ce régime.

Mais c'est Semmola qui s'en est montré le plus chaud partisan (1). Ici le lait agit de deux façons, d'abord comme diurétique, qu'il agisse par sa lactose ou par l'eau qu'il renferme, puis par le peu de toxines qu'il fournit à l'économie. N'oubliez pas, en effet, que le foie des cirrhotiques n'est plus antiseptique, et que, par cela même, il laisse passer les toxines fabriquées ou

(1) Semmola (*Journal de thératique de Gubler*, 10 et 25 octobre 1879).

ntroduites dans le tube digestif. Enfin, il agit lui-même sur l'irritation gastro-intestinale qui est la règle chez les malades ayant des habitudes alcooliques.

Ce n'est pas le seul diurétique qui ait été conseillé; tous ont été proposés en pareil cas. Il faut reconnaître toutefois qu'ils échouent bien souvent, et que, lorsque la cirrhose a atteint sa phase atrophique, il est impossible de donner aux reins une activité suffisante pour combattre l'épanchement ascitique.

Le cirrhotique, en effet, comme on l'a dit, pisse dans son abdomen ou du moins le sérum sanguin passe en telle abondance dans le péritoine que la fonction urinaire se trouve pour ainsi dire complètement arrêtée.

Je ne vous ferai pas l'énumération de tous ces diurétiques ; je vous signalerai cependant les principaux. Millard a beaucoup vanté une potion ainsi composée :

℞ Baies de genièvre	10	grammes.
Eau bouillante infusée	200	—
Nitrate de potasse	āā 2	—
Acétate de potasse		
Oxymel scillitique	50	—
Sirop des cinq racines	30	—

Moi-même, j'ai employé l'hippurate de chaux vanté par Poulet (de Plancher-les-Mines) pour combattre les congestions hépatiques. Je me suis servi de la formule suivante :

℞ Acide hippurique	25 grammes.
Lait de chaux	Q. S. pour neutraliser.
Sirop de sucre	500 grammes.
Alcoolat de citron	Q. S.

J'administrais de quatre à six cuillerées à soupe par jour de ce sirop.

Nous retrouvons aussi ici le calomel, et cela d'autant plus que l'on a attribué à ce médicament une triple action, d'agir sur le foie, de purger les malades et enfin d'être diurétique. Vous savez que depuis les travaux de Jendrassik qui datent de 1886, et depuis les recherches de Germain Sée, on considère le calomel comme pouvant rendre de grands services dans le traitement des hydropisies cardiaques. On l'a administré soit à la dose de 80 centigrammes par jour, comme le fait Jendrassik, ou à la dose de 50 à 60 centigrammes, comme le conseille Germain Sée, ou à

Du calomel.

20 centigrammes, comme Bouchard. Bien entendu, cette médication ne peut être continuée au delà de deux à trois jours.

Je ne me suis jamais servi de calomel dans la cirrhose et je vous ai déjà dit pourquoi ; cela résulte surtout de ce fait que je redoute, chez les cirrhotiques, l'apparition d'une salivation mercurielle qui viendrait encore augmenter l'état cachectique dans lequel ils se trouvent, sans pour cela que nous soyons bien certains des effets curatifs de ce médicament.

Du copahu. A l'étranger, il est un autre diurétique qui a été très vanté en Angleterre et plus récemment en Russie, à la clinique du professeur Letsch (de Kiew) : je veux parler du copahu. Ce n'est pas le baume dont on se sert, mais bien la résine ; cette dernière serait beaucoup mieux tolérée par l'estomac. On donne par jour 4 grammes de cette résine.

Vous savez que le baume de copahu n'est pas un baume dans le sens pharmaceutique du mot, mais bien une térébenthine composée d'une essence, principe volatil qui s'élimine par le poumon et donne à l'haleine une odeur toute spéciale, et d'une résine plus fixe qui s'élimine par les urines : c'est l'acide copahivique. C'est donc de cet acide copahivique dont on fait usage ; on pourrait aussi utiliser le copahivate de soude. Je ne me suis jamais servi de cette substance, qui aurait à son actif plusieurs cas de guérison d'ascite ; je ne puis donc vous donner aucun renseignement personnel, mais je ne vois aucun inconvénient à tenter cette médication (1).

Des purgatifs. A ces diurétiques on a associé les purgatifs ; mais ici il faut encore faire quelques réserves. La stase veineuse dans le réseau porte fait qu'il existe un véritable œdème de la muqueuse intestinale qui entraîne des hémorragies, des hémorroïdes et des flux abdominaux, et lorsqu'on intervient avec des drastiques trop actifs, on affaiblit considérablement le malade sans grand bénéfice.

Je ne vous parlerai ni de l'hydrothérapie, ni de l'électrisation, si ce n'est pour les repousser. Comme l'a fait remarquer Millard, il faut être très prudent dans l'emploi de l'eau froide chez les cirrhotiques ; la moindre congestion se produisant dans le foie malade déterminant une recrudescence dans les symptômes.

(1) *Le Baume de copahu et sa résine contre l'ascite par cirrhose du foie* (*Allgem. wiener med. Zeitung*, 13 octobre 1891).

Quant à l'électricité, elle ferait disparaître l'épanchement et ramènerait les urines. Malgré les observations citées à l'appui de cette manière de voir, les quelques tentatives que j'ai faites ne m'ont donné aucun résultat.

J'arrive, pour terminer, à un médicament qui a été très vanté, en particulier par Lancereaux : je veux parler de l'iodure de potassium.

De l'iodure de potassium.

On a depuis longtemps vanté l'iode et l'iodure de potassium dans le traitement de l'ascite, quand elle survient chez des syphilitiques. On sait, en effet, que la syphilis, et en particulier la syphilis héréditaire, entraîne des engorgements du foie et de la rate qui peuvent se compliquer d'ascite, et l'on comprend alors l'utilité de la médication iodurée.

Mais c'est Lancereaux qui en a fait le médicament de la cirrhose alcoolique; il a soutenu que l'iodure de potassium s'opposait au travail scléreux hépatique. On est obligé de donner des doses assez élevées du médicament, de 2 à 4 grammes par jour.

Vous savez que j'ai l'habitude de prescrire l'iodure dans la bière ou dans le café noir, et toujours aux repas. Il est bon, quand on atteint ces doses de 2 à 4 grammes, d'y joindre le régime lacté pour favoriser la diurèse, et par suite l'élimination de l'iode par les urines. Se basant sur le même principe, Semmola veut que l'iodure soit toujours dissous dans une grande quantité d'eau, et c'est dans un litre de véhicule qu'il administre la dose journalière.

Tel est l'ensemble des moyens que vous pourrez mettre en œuvre pour traiter vos cirrhotiques. Vous pouvez espérer quelquefois la guérison, mais elle dépendra, ne l'oubliez pas, beaucoup plus de l'état du foie que de la médication employée. Lorsque vous aurez affaire à des cirrhoses atrophiques, quelle que soit la vigueur de votre médication et l'énergie que vous mettrez à l'appliquer, vous n'aurez que des insuccès.

Dans toute cette leçon, j'ai toujours considéré les cirrhoses comme provenant de la propagation des conduits circulatoires à la gangue conjonctive qui les entoure ; mais il est une autre opinion que je tiens à vous faire connaître en terminant cette leçon, c'est de considérer la cellule hépatique comme étant le point de départ du processus scléreux ; il ne s'agirait plus d'irritation vasculaire, mais d'une sclérose qui se développerait beaucoup plus sérieusement autour des cellules qu'autour des vaisseaux.

Un de mes élèves, le docteur Fernand de Grandmaison (1), s'est fait le défenseur de cette manière de voir, et il l'a basée non seulement sur des examens histologiques faits dans les différents cas d'affections hépatiques, mais encore sur des recherches expérimentales. A l'aide d'intoxications alcooliques et d'éthérisations chez les cobayes il a montré qu'il existait un rapport constant entre l'intensité des dégénérescences cellulaires et l'étendue de l'hyperplasie conjonctive, les dégénérescences des cellules précédant toujours l'hyperplasie conjonctive. C'est là, comme vous le voyez, une nouvelle conception des cirrhoses que je tenais à vous signaler.

Dans la prochaine leçon, qui terminera ce cours, je désire vous entretenir des nouveaux traitements applicables à la cure des kystes hydatiques du foie.

(1) Fernand de Grandmaison, *Du rôle de la cellule hépatique dans la sclérose du foie* (Thèse 1892).

DIXIÈME LEÇON

DU TRAITEMENT DES KYSTES HYDATIQUES.

MESSIEURS,

Le traitement des kystes hydatiques a fait, dans ces dernières années, de notables progrès, et je désire, dans cette conférence, vous les exposer.

Dans la cure des kystes hydatiques, la part faite à la médecine avait été jusqu'ici plus considérable que celle réservée à la chirurgie, et l'on peut dire que jusqu'à l'introduction de l'antisepsie le plus grand nombre des kystes hydatiques était soigné par les médecins. Dans les hôpitaux, c'était dans les services de médecine qu'on traitait les malades atteints de kystes hydatiques du foie.

Des anciennes méthodes de traitement.

Nous intervenions alors par divers procédés que je vous rappellerai brièvement : c'était d'abord par la ponction, et la précieuse découverte de Dieulafoy avait permis de perfectionner beaucoup cette ponction en rendant possible l'aspiration du liquide contenu dans la poche. Pour les kystes hydatiques uniques et contenant peu de poches secondaires, nous obtenions des guérisons assez nombreuses à la suite d'une simple et unique ponction, et j'ai moi-même signalé une observation à ce sujet. Je vous renvoie aussi aux faits publiés par Lancereaux, Gérin-Roze, Massard, Laveran, etc.

Mais, il faut le reconnaître, c'étaient là des faits exceptionnels. Le plus souvent, le grand nombre d'hydatides empêchait l'aspiration et l'écoulement du liquide.

Nous intervenions alors par la méthode de Récamier, c'est-à-dire par l'application des caustiques, ou bien encore nous pénétrions dans la poche avec un trocart d'un gros volume sans application préalable de caustiques, trocart que nous laissions en place pour déterminer des adhérences entre la tumeur et la paroi péritonéale. C'était la méthode de Jobert de Lamballe, et j'ai obtenu par cette méthode, et en employant surtout des trocarts extrêmement volumineux, de beaux succès. Vous trouverez d'ailleurs tous ces faits exposés avec détails dans la leçon que j'ai consacrée au traitement des kystes hydatiques dans ma *Clinique thérapeutique* (1).

Soit que l'on parvînt lentement dans la poche par des applications de caustiques, soit que la ponction fût faite après l'application de ces caustiques, soit qu'on pénétrât, d'après la méthode de Jobert, directement dans la poche avec des trocarts, il n'en résultait pas moins souvent des phénomènes de septicémie provenant de la difficulté que les liquides avaient à sortir par l'ouverture pratiquée à l'abdomen, et malgré les lavages même antiseptiques dont nous faisions usage, souvent les malades succombaient aux suites de cette suppuration prolongée.

Pour éviter ces accidents de suppuration, on avait proposé d'intervenir d'abord par l'électro-puncture, de manière à déterminer la mort des hydatides. J'ai moi-même expérimenté cette méthode qui a surtout été employée en Angleterre et en Italie par Hilton Fagge et Cooper Forster, d'une part, et par Semmola et Galozzi d'autre part, mais je n'ai jamais obtenu par ce procédé une guérison complète. Si même l'on se reporte à la plupart des observations publiées, on voit que souvent la suppuration est survenue à la suite de ces électro-punctures et qu'on a dû alors intervenir par une autre méthode.

Du procédé de Volkmann.

C'est à ce moment que nous voyons les premières tentatives faites par la chirurgie antiseptique, et c'est Volkmann qui, l'un des premiers, fit cette tentative. Il reprit le vieux procédé de Bégin, mais en employant cette fois l'antisepsie. Bégin, comme vous le savez, ouvrait la poche en deux temps ; il faisait d'abord une incision jusqu'au niveau du péritoine, et ce n'était que quelques jours après et lorsque les adhérences étaient produites, qu'il incisait la poche.

Du procédé de Simon.

La méthode de Volkmann date de 1877, et elle fut adoptée presque universellement en Allemagne, jusqu'à ce que Simon (de Heidelberg) eût proposé une autre opération qui eut un très grand nombre de partisans. Elle consistait à faire pénétrer dans

(1) Dujardin-Beaumetz, *Clinique thérapeutique*, sixième édition, t. II, p. 145.

la poche deux trocarts fins et distants de quelques centimètres. On laissait les trocarts en place pendant quelques jours, puis on incisait la poche entre les deux trocarts. C'était, comme vous le voyez, une méthode mixte entre celles de Jobert et de Bégin.

Du procédé de Lindemann-Landau.

Enfin, nous arrivons à l'opération qui paraît réunir aujourd'hui tous les suffrages et qui consiste à faire l'incision en un seul temps de la poche, après une laparotomie préalable. C'est la méthode dite de Lindemann-Landau, que Lawson-Tait adoptait dès 1880 et que nous voyons aujourd'hui appliquée par la plupart de nos chirurgiens.

Je reviendrai brièvement sur les indications de cette intervention purement chirurgicale à la fin de cette leçon, renvoyant ceux qui voudraient connaître tous les détails de cette question à l'excellente thèse que Potherat a consacrée à ce sujet (1).

Des injections et lavages antiseptiques.

Pendant que la chirurgie, en appliquant les méthodes antiseptiques rigoureuses, faisait progresser grandement la cure des kystes hydatiques du foie, la médecine, de son côté, ne restait pas en arrière, et nous voyons dès l'année 1884 le traitement, je dirai médical, de ces kystes prendre une orientation nouvelle; je veux parler des injections et des lavages antiseptiques.

Historique.

C'est Mesnard (de Bordeaux) qui le premier entre dans cette voie. Chez un malade de vingt-trois ans, atteint de kyste hydatique du foie suppuré, après une ponction aspiratrice, il lave la poche avec 500 grammes d'une solution de sublimé au millième, puis il retire aussitôt le liquide et fait un second lavage avec 100 grammes de la même solution et termine par un dernier lavage à l'eau alcoolisée au quart. Le malade, qui présentait tous les symptômes de la résorption putride, se rétablit promptement et guérit (2).

Quelques années après, en 1887, paraissent simultanément pour ainsi dire, en Angleterre et en Italie, des procédés modifiant la méthode imaginée par Mesnard. C'est Arthur Sennett qui propose de retirer, avec une seringue hypodermique, une très faible quantité de liquide, un peu plus de 7 grammes, et de les remplacer par une quantité égale d'une solution de sublimé,

(1) Mesnard, *Gazette hebdomadaire des sciences médicales de Bordeaux*, uillet 1884.

(2) Potherat, *Contribution au diagnostic et au traitement chirurgical des kystes hydatiques du foie* (Thèse de Paris, 1889).

renfermant 2 milligrammes de substance active. Ce fait était publié le 10 juin dans *The Lancet*.

Presque au même moment, le 11 juin, paraissait dans la *Riforma medica* deux observations analogues de Baccelli. Chez deux malades, il avait retiré une quantité relativement faible de liquide hydatique, 36 centimètres cubes chez le premier et 20 centimètres cubes chez le second, et les avait remplacés dans l'un et l'autre cas par 20 centimètres cubes de liqueur de Van Swieten (1).

En France, l'observation de Mesnard était à peu près tombée dans l'oubli, et ce n'est qu'à la suite de la communication faite par Debove à la Société des hôpitaux, le 12 août 1888, que nous voyons ces méthodes antiseptiques se généraliser.

Lorsqu'on embrasse d'un coup d'œil général les procédés de traitement des kystes hydatiques du foie par les injections de substances antiseptiques, on voit qu'ils peuvent être rattachés, comme l'a fait Morin dans sa thèse, à trois méthodes distinctes (2).

Dans l'une, on vide aussi complètement que possible la poche et l'on pratique de grands lavages avec la solution antiseptique : c'est la méthode Mesnard. Dans l'autre, on se contente de soustraire une très faible quantité de liquide et de le remplacer par une quantité presque égale de la solution antiseptique : c'est le procédé Sennett-Baccelli. Enfin, la troisième est une méthode mixte ; elle consiste à vider largement la poche, mais à n'injecter qu'une très faible quantité de liquide antiseptique : c'est le procédé conseillé par Hanot et défendu par Morin. Tous ces procédés veulent atteindre les buts suivants :

D'abord tuer l'hydatide, puis empêcher le travail suppuratif et enfin s'opposer, autant que faire se peut, à l'intoxication qui pourrait résulter des effets de la solution antiseptique employée. Mais, avant de faire l'examen critique de ces trois méthodes, je vais d'abord vous exposer comment on y procède.

Du procédé de Mesnard.

Dans le procédé de Mesnard, après avoir pris tous les soins antiseptiques nécessaires, nettoyage attentif de la peau, flambage des instruments, etc., etc., on pratique une ponction de la

(1) A. Sennett, *The Lancet*, 10 juin 1887. — Baccelli, *Riforma medica*, 11 juin et 30 août 1887.

(2) Morin, *Traitement des kystes hydatiques du foie par les lavages et les injections antiseptiques* (Thèse de Paris, 1891).

poche hydatique à l'aide du trocart ou de l'aiguille n° 2, de l'appareil Potain, puis on aspire le liquide et l'on vide aussi complètement que possible la poche hydatique. Sans changer l'aiguille de place et en utilisant le même appareil, mais, cette fois, en se servant de la pompe foulante, on injecte une solution antiseptique.

Le plus souvent, c'est le sublimé dont on s'est servi et, dans les premières observations, Mesnard, puis Debove ont injecté 500 grammes de cette solution qu'ils ont retirée après quelques minutes de contact avec la poche kystique. Puis on retire tout le liquide introduit, et comme quelquefois cette soustraction de liquide est difficile, on emploie de l'eau alcoolisée ou de l'eau salée pour obtenir ce résultat.

De l'intoxication mercurielle à la suite du procédé Mesnard.

Il est arrivé quelquefois que, cette quantité de liqueur de Van Swieten ne pouvant être complètement retirée, il est survenu des phénomènes d'intoxication mercurielle; c'est ce qui s'est produit dans une observation de Juhel-Renoy où, chez un enfant âgé de douze ans, une première injection de 125 grammes de liqueur de Van Swieten laissée dix minutes en contact avec la poche et un second lavage de 125 grammes laissé en place pendant cinq minutes ont amené de la diarrhée et de la rougeur des gencives.

Le même fait est survenu à Merklen, où les accidents d'hydrargyrisme ont été beaucoup plus graves à la suite d'une injection de 200 grammes de liqueur de Van Swieten laissée en contact avec la poche pendant dix minutes. Il survint, une heure après, un état syncopal, des frissons et une stomatite mercurielle des plus intenses avec diarrhée continuelle et albuminurie. Enfin, dans une observation de Landrieux, où l'on emploie 1500 grammes de liqueur de Van Swieten, que l'on aspire dix minutes après l'injection, il y eut une stomatite mercurielle extrêmement intense.

Solution de sulfate de cuivre.

L'apparition de ces accidents avait porté les médecins à substituer à la solution de sublimé au millième employée d'autres liquides moins toxiques. C'est Debove qui, le premier, substitua au sublimé une solution de sulfate de cuivre ; la solution employée était à 5 pour 100, et l'on fit un lavage avec un litre de cette solution. Le malade guérit.

Solutions naphtolées.

Juhel-Renoy a préconisé les solutions au naphtol. Il se sert d'une solution naphtolée au deux-millième, et il n'injecte que

150 grammes de cette solution, ce qui correspond à 7 centigrammes de naphtol β et obtient la guérison du kyste. Dans un autre cas, il fit de très nombreuses ponctions, jusqu'à dix chez un malade atteint de kystes hydatiques, et chacune de ces ponctions fut faite avec cette solution naphtolée au deux-millième. Chez ce malade, la première ponction avait été faite avec du sublimé, et comme 100 grammes de liquide de Van Swieten avaient déterminé de l'intoxication, il avait remplacé le sublimé par une solution naphtolée; la poche étant suppurée, il employa des solutions naphtolées à un titre beaucoup plus concentré, jusqu'à 20 grammes pour 250 grammes d'eau. Bien entendu l'alcool intervenait dans cette solution.

Comme on le voit, dans le procédé du lavage par les substances antiseptiques pour éviter les dangers de l'hydrargyrisme, ou bien on s'est efforcé de substituer au sublimé des solutions moins toxiques, ou bien on a diminué la quantité de solution injectée, et Debove, dans une de ses dernières communications, proposait, après le lavage du kyste, de ne pas dépasser la dose de 100 grammes de liqueur de Van Swieten et de retirer ce liquide au bout de dix minutes. C'est là, comme vous le verrez, une méthode qui se rapproche beaucoup de celle de Hanot.

Procédé de Baccelli.

Tout autre est le procédé de Baccelli et de Sennett. C'est avec une seringue à injections hypodermiques que l'on opère, et l'on ne soutire alors qu'une quantité minime du liquide du kyste hydatique. C'est ainsi que Baccelli retire 20 grammes du liquide kystique dans un cas, 30 grammes dans l'autre ; Terrillon, dans une autre observation, ne retire que 25 grammes. Puis, après avoir fait cette soustraction de liquide, on injecte une très faible quantité de liqueur de Van Swieten, 20 grammes pour Baccelli, 10 centimètres cubes pour Terrillon.

Quoiqu'on ne cite pas d'accidents à la suite de cette substitution de liquide, on peut se demander si dans ces cas, la tension du liquide restant la même dans la poche, il ne se ferait pas un écoulement du liquide injecté dans l'intérieur du péritoine. Mais dans ce procédé, on évite les phénomènes d'intoxication.

Procédé de Hanot.

Dans le procédé de Hanot, nous avons une combinaison des deux autres méthodes, celle de Mesnard et celle de Bacelli. Hanot vide la poche aussi complètement que possible, puis il injecte 15 à 20 grammes de liqueur de Van Swieten, mais il laisse cette quantité de liquide dans la poche et ne la retire pas. Il évite donc par ce procédé, d'une part l'intoxication mercurielle et, d'autre part, l'écoulement du liquide dans la cavité péritonéale. Ce procédé a été mis en œuvre par Gaillard dans un cas de kyste hydatique de la base du thorax, et deux injections de liqueur de Van Swieten, l'une de 20 grammes l'autre de 12 grammes, amenèrent la guérison.

Trois autres observations de Hanot publiées par Morin, où l'on a laissé en place, dans l'une 40 grammes de liqueur de Van Swieten, dans l'autre 50 grammes et dans la troisième 15 grammes, se sont toutes terminées par la guérison.

Maintenant que nous connaissons les différents procédés employés pour la cure des kystes hydatiques par les lavages et les injections antiseptiques, nous devons nous demander s'il en est un qui doit être employé à l'exclusion des autres. Je ne le pense pas et, selon les circonstances, vous emploierez la méthode de Mesnard, Debove ou celle de Sennett et Baccelli, ou celle enfin de Hanot; et ceci me conduit à vous parler des diverses circonstances qui peuvent se présenter lorsque vous vous trouvez en face d'un kyste hydatique du foie.

Une fois le diagnostic posé, et je n'ai pas ici à vous rappeler les signes qui vous permettront de reconnaître un kyste hydatique, il vous faudra toujours, pour affirmer ce diagnostic, pratiquer une ponction, car les causes d'erreur sont si nombreuses que tant que cette ponction n'a pas été faite et que l'examen du liquide extrait par la ponction n'a pas été pratiqué, nous n'avons que des présomptions sur la nature de la poche kystique contenue dans le foie; mais une fois la ponction faite, votre diagnostic non seulement s'impose, mais aussi votre thérapeutique.

Divisions des kystes hydatiques.

Vous savez que les kystes hydatiques du foie se divisent en kystes uniloculaires et en kystes multiloculaires. Je ne m'occuperai que des premiers, les seconds n'ayant jamais été observés dans notre pays.

Le kyste uniloculaire dans la poche kystique qui l'entoure peut renfermer une ou quelques hydatides, et cela malgré le volume quelquefois très considérable du kyste, ou bien au contraire un nombre énorme de petites hydatides qu'on appelle les hydatides filles.

Qu'arrive-t-il dans le premier cas? C'est que la ponction donne issue à une très grande quantité de liquide qui vide presque complètement la poche. Je dis presque complètement, parce qu'il arrive quelquefois, par suite de l'épaississement de la membrane qui entoure les hydatides et de son adhérence avec les parois du foie, que malgré la puissance de l'appareil aspirateur on ne puisse vider complètement la poche kystique.

Lorsque, au contraire, le nombre des hydatides filles est considérable, elles viennent rapidement oblitérer le trocart aspirateur, et c'est à peine si l'on peut en tirer quelques grammes de liquide. Si j'ajoute que l'examen du liquide permet de reconnaître si les hydatides sont mortes ou si le kyste est en suppuration, vous aurez les éléments de votre diagnostic et de votre thérapeutique.

Je vous ai dit tout à l'heure que l'on pouvait reconnaître si l'hydatide était morte ou vivante; c'est l'albumine qui nous le permet. Quand l'hydatide est vivante, le liquide ne contient pas d'albumine. C'est ce liquide hyalin, cristal de roche comme on dit, et où le microscope retrouve les crochets caractéristiques, liquide qui se distingue de celui des autres kystiques.

Dès que l'hydatide est morte, l'albumine se trouve dans le kyste; mais encore ici les crochets et des débris kystiques vous permettent d'affirmer votre diagnostic. Il en est de même pour le pus où encore par les crochets et par les débris kystiques on arrive sûrement au diagnostic.

Des indications thérapeutiques.

Voilà donc les diverses circonstances qui peuvent se présenter. Voyons quelle thérapeutique vous pourrez appliquer à chacune d'elles.

Lorsque les hydatides ne seront pas mortes, que, par la suite, le liquide ne sera ni albumineux ni purulent, et que vous retirerez une grande quantité de liquide, vous pourrez employer deux méthodes : celle de Mesnard-Debove ou celle de Hanot.

Elles consistent à vider complètement la poche, et si vous suivez la méthode de Mesnard-Debove, vous faites un grand lavage avec la liqueur de Van Swieten et vous terminez, comme l'a conseillé Chantemesse, par un lavage à l'eau salée.

Si vous suivez la pratique d'Hanot, après avoir vidé la poche vous introduisez de 20 à 30 grammes de liqueur de Van Swieten que vous laissez le tout en place.

Des solutions antiseptiques.

Le danger, comme je vous l'ai dit, est dans la possibilité d'accidents hydrargyriques graves, lorsqu'on ne peut pas retirer le liquide qui a servi au lavage. Aussi a-t-on proposé d'y substituer des solutions moins toxiques. C'est ce que Debove a fait avec le sulfate de cuivre, Chauffard et Juhel-Rénoy avec les solutions naphtolées.

Mais, il faut bien le reconnaître, et cela en se basant sur les recherches de Chauffard et Vidal, le sublimé a une telle supériorité sur les autres antiseptiques, au point de vue de la stérilisation de l'hydatide, qu'il y a toujours avantage à user du premier. Ainsi, pour Chauffard et Vidal, la proportion suffisante pour maintenir stérile le liquide hydatique est de 1 de sublimé pour 5500 de liquide hydatique, ce qui fait que, par litre de liquide hydatique, il faudrait 18 grammes de liqueur de Van Swieten, tandis qu'au contraire le naphtol β, même à dose élevée, c'est-à-dire additionnée au sixième d'eau naphtolée saturée, n'empêche aucune germination dans le liquide hydatique. Quant à l'acide phénique, il ne peut en être question, et le sulfate de cuivre a été abandonné par Debove lui-même.

Donc, malgré les succès obtenus par Juhel-Rénoy et Chauffard avec le naphtol, et malgré les faits consignés dans la thèse de Mirande (1), je crois qu'il faut conserver le sublimé, mais en user à doses très modérées et surtout repousser ces quantités énormes qui ont été introduites, presque 1 500 grammes. Quant à moi je donne toutes mes préférences au procédé d'Hanot, qui me paraît absolument sans danger et répond à toutes les indications.

Le second cas qui peut se présenter c'est que, malgré l'aspiration, on ne retire qu'une quantité très minime de liquide. Dans ces cas, il faut penser que le kyste contient un grand nombre de petites poches. Ici, c'est la méthode de Sennett-Baccelli qui s'impose, et après avoir retiré le liquide, vous y substituez une quantité donnée de liqueur de Van Swieten, quantité en rapport avec celle soustraite, mais qui ne doit jamais dépasser 30 grammes, et, comme dans la méthode d'Hanot, vous laissez le liquide en place.

La présence de l'albumine dans le liquide doit-elle modifier votre manière de procéder? Nullement, et vous devez suivre les mêmes préceptes.

Des kystes suppurés.

En est-il de même de la présence du pus? Cette question mérite d'être discutée plus longuement, et c'est ici qu'intervient la

(1) Mirande, Thèse de Bordeaux, 1890.

lutte entre les procédés médicaux et les procédés purement chirurgicaux.

Dans l'excellente thèse de Potherat, qui vante l'incision faite en un seul temps après laparotomie, il la conseille surtout dans les deux cas suivants : lorsque le kyste est suppuré ou bien quand, n'étant pas suppuré, il contient un très grand nombre d'hydatides. La statistique qu'il produit à l'appui de sa manière de voir est la suivante : sur 45 cas où cette méthode a été appliquée, il y a eu 34 guérisons complètes, 5 incomplètes et 6 morts, soit une mortalité de 13,3 pour 100.

Si l'on compare à cette statistique celle des 27 observations de kystes traités par les lavages, recueillies dans la thèse de Morin, où il n'y a eu que 2 insuccès, on voit que l'avantage serait pour la méthode médicale, quoique, dans 11 de ces observations, le kyste fût suppuré.

Mais il ne faut pas se montrer d'un exclusivisme absolu et voici, quant à moi, comment je formulerai mon opinion. Dans bien des cas, tout en reconnaissant le danger peu considérable qu'entraîne la laparotomie, il faut admettre cependant que c'est une opération grave et qu'il n'est pas toujours facile de faire admettre aux patients et aux familles.

Elle réclame les soins d'un chirurgien habile, soigneux et habitué à de pareilles opérations ; il ne faut donc y avoir recours que lorsque les méthodes purement médicales, qui peuvent être appliquées par tous les médecins un peu au courant des pratiques antiseptiques et des ponctions aspiratrices auront échoué.

Donc, à mon sens, à moins de cas absolument exceptionnels, je crois qu'il faut toujours recourir d'abord à ces méthodes, même lorsque le kyste est suppuré, et ce n'est que si la suppuration, se prolongeant, entraîne des accidents d'infection secondaire, que la chirurgie devra intervenir par l'ouverture large de la poche. Cette large ouverture me paraît supérieure au procédé du double trocart de Simon, procédé modifié par Verneuil, et dont mon élève le docteur Demars s'est fait le défenseur dans sa thèse (1).

Résumé. En résumé, donc, d'abord traitement médical dans les kystes suppurés ou non suppurés ; vider toujours aussi complètement que possible la poche et introduire une quantité de liqueur de

(1) Ach. Demars, *Des kystes hydatiques du foie* (Thèse de Paris, 1888).

Van Swieten qui ne dépasse pas 30 grammes, laisser cette solution en place.

Bien entendu, vous devrez suivre les règles de la plus rigoureuse antisepsie, que je vais vous rappeler en quelques mots.

Des précautions antiseptiques.

Laver avec grand soin avec une solution au sublimé la région où l'on va appliquer la ponction. Maintenir les mains de l'opérateur aussi aseptiques que possible. Désinfecter le trocart soit par le flambage, soit à l'étuve. Nettoyage très complet, à l'eau bouillante et au sublimé, de tout l'aspirateur (c'est celui de Potain que vous devrez employer, car il permet de faire et l'aspiration et l'injection).

Après avoir vidé la poche, injecter avec le même appareil et sans changer le trocart de place la liqueur de Van Swieten.

Quand on a retiré le trocart (je dis le trocart et non l'aiguille; l'aiguille, par son extrémité qui reste dans les tissus, pouvant blesser les organes voisins), placer du collodion sur la plaie et envelopper le malade d'ouate salicylée et d'ouate hydrophile.

Il est très important que le malade garde une immobilité presque absolue au moins vingt-quatre heures. Pour favoriser cette immobilité, on a conseillé de donner de l'opium à l'intérieur ou une injection de morphine.

Comme aliments, un peu de lait glacé.

Dans l'immense majorité des cas, il n'y a pas d'accidents à la suite de ces ponctions, si ce n'est ceux de l'hydrargyrisme, quand on a trop employé de sublimé. En tout cas, il est bon de nettoyer la bouche du malade et quelques jours avant et après l'opération de lui faire rincer la bouche et nettoyer les dents avec la solution suivante :

℞ Acide borique..	25 grammes.
Acide phénique.........	1 —
Thymol.............................	0,25 centigrammes.
Alcool de menthe.....................	10 grammes.
Eau.................................	1 litre.

A la suite de la ponction, deux circonstances peuvent se présenter : ou bien la poche ne se reproduira plus, surtout si le kyste ne renferme que quelques rares hydatides ; ou bien la poche se reproduit et alors il faut renouveler l'opération jusqu'à ce que la cicatrisation se produise.

Je dois, en terminant, vous rappeler une légère complication qui se produit fréquemment : c'est l'urticaire. Il est probable que le liquide hydatique contient des ptomaïnes toxiques qui déterminent cet urticaire au même titre que la mytilotoxine par exemple, et récemment on en a donné une preuve expérimentale, en injectant sous la peau du liquide hydatique et en déterminant un urticaire plus ou moins étendu.

Telles sont les nouvelles indications que présente le traitement des kystes hydatiques ; j'espère qu'elles vous ont offert quelque intérêt et qu'elles vous ont montré la direction que doit prendre désormais le traitement de ces affections.

Je termine ici mes conférences sur le traitement des affections hépatiques. Quoique très incomplètes, puisque je ne me suis occupé que des maladies du foie les plus communes, vous pourrez en tirer cependant quelque utilité dans votre pratique courante et journalière.

TABLE DES MATIÈRES

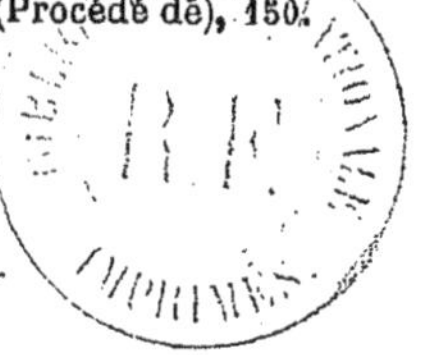

A LA MÊME LIBRAIRIE

Paris. — Typographie A. HENNUYER, rue Darcet, 7.